『哲人』

素晴しい思想を持つ学識豊かなひと

ERでは思慮深く行動する
「哲人」が求められる

ERの哲人

第2版

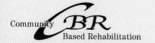

序　文（初版）

「いま，この目の前で苦しんでいる人を助けたい！」

　救急医療は医師として最もやりがいがあり実力も高める分野である．しかし，医療訴訟の増加と医師の専門化のため，救急医療は「診断のよくわからない厄介な患者が相手の，リスクだけが高い業務」となり敬遠される風潮があるのは残念である．

　全国どこの救急医療現場でも適切かつ迅速に救命処置をおこなうには，患者ケアの標準化が必要である．すぐに役立つ救急医療実戦マニュアルがあれば，救急外来で働く医師の負担を減らし，多くの救命に役立つのではないかと考えた．

　本書の特徴は①医師となったばかりの研修医にもわかりやすい，臨床のポイントを押さえた解説，②ガイドライン，重要論文の紹介により解説の理論的根拠を明示したこと，③リスクを冒さない思慮深い救急医療の追求である．

　少しばかりの手技ができるようになったからと有頂天になってはいけない．そこには思わぬ落とし穴が待っている．研修医諸君！「達人となるな，哲人となるべし．」

　名古屋掖済会病院救急科の岩田充永先生と，なごや調剤薬局の澤田覚志先生の力を借りて，名古屋医療センターで4版を重ねた救急医療者向け冊子「救急ガイドブック」をさらに充実させた．Part 0・2は山中，Part 1・3は岩田先生，Part 4は澤田先生が編集責任者であるが，3人ですべての原稿をチェックし忌憚のない discussion を繰り返して完成させた．

　本書の余白に実際の症例から学んだ臨床の知恵をたくさん書き込み，自分独自のマニュアルにして欲しい．救急医療の楽しさを学び，プライマリケア医や専門医へと多くの若者が育っていってくれることを期待したい．

【謝辞】

　多くの方々の暖かい支援を受け，この本は出版された．中部労災病院リウマチ・膠原病科の藤田芳郎先生，倉敷中央病院の福岡敏雄先生，名古屋第二赤十字病院救急部の稲田眞治先生，名古屋掖済会

病院救急科の北川喜己先生，西川佳友先生，西川治央先生（現：社会保険北病院），渡瀬剛人先生，野々上智先生，鈴木博子先生，牧愛子先生，そして船橋市立医療センターの計良和範先生には原稿の一部を批判的に吟味していただいた．

原稿のタイプ，レイアウトを手伝ってくれた名古屋医療センター秘書の深田絵美さん，素晴らしい企画を実現していただいた株式会社シービーアールの三輪敏社長にも心からお礼を述べたい．

2006 年　夏　　　　　　　　　　　　　　　　山中　克郎

注意：本書で解説されている治療法は執筆の時点で最良と思われるものを選択したが，日々進歩する医学においてはすべてが絶対に間違いのない治療とは言えない．また，個々の患者さんの状態や希望により最適な治療は変わりえることを理解していただきたい．

我々は常に内容を up date し，わかりやすい解説を目指していきたいと思っています．

増刷に際して

　第一刷を出版して8年が経過しました.

　最初に本書を手にして下さった初期研修医の先生方も今は, まさに「哲人」となって日本の医療を支える世代です. これだけの長い年月の間に多くの方に本書を手に取っていただけることは著者らにとりまして本当に大きな喜びです. 増刷に際しまして, ガイドラインの変更などに基づいて若干の加筆・修正を行いましたが,「研修医の先生方がERで困ったときの助けとなりたい」という編集のコンセプトに変更はありません. 今後も本書が研修医の先生方のER研修の助けになることを心から願っております.

2014年8月　　　　　　　　　　　　　　　　　　著者を代表して

岩田　充永

改訂にあたって

多くの方に手に取って頂けたおかげで改訂版を出版できることになりました.

「ERの哲人」の初版は,当時名古屋医療センターに在籍されていた山中克郎先生（現,諏訪中央病院）に声をかけて頂き,私が医師7年目であった2005年に執筆に加わらせて頂きました.

救急医として,とにかくERで研修医と接する時間を長くしてERのクオリティーの向上に貢献したいという思いで,週3回ほど24時までERで勤務していたことを思い出します.その時期に,当時のガイドラインや自分たちの経験をまとめ,「このような場面で自分たちだったらこう考える」というルールをまとめることで本書は生まれました.

決して強制したわけではなかったのですが,名古屋掖済会病院の研修医は全員が携帯するようになってくれ,先輩が後輩に「哲人の○ページに書いてあるから,読んでおいて」とう指導が当然のように浸透していってくれました.一緒に働いたことのない後輩たちですが,彼らがたくさんの受診があるERで安全に医療を展開している実績を見ると,本書も救急診療に貢献できたのではないかと,執筆者の一人として安堵と誇りを感じております.

初版から10年以上が経過しました.あの頃一緒に働いていた研修医は今や,日本の医療を支える専門医です.なかには,救急の道に入り地域の救急病院の救急のリーダーとなっている後輩もいます.本書の今後をどうしたものかと考えていたところ,名古屋掖済会病院救急科の後輩たちが改訂を申し出てくれました.彼らは,重症から軽症まで診療する現役の救急医です.臨床の第一線にいるから記述に説得力が増加しました.

改訂版も引き続き,日本の救急診療を支えている研修医,若手医師の多くの皆さんに読まれ,救急診療の質向上に貢献できることを願っています.

藤田保健衛生大学　救急総合内科学

岩田　充永

編集・執筆

岩田　充永　藤田保健衛生大学医学部
　　　　　　救急総合内科学　教授

執　筆 (50音順)

安藤　裕貴　名古屋掖済会病院救急科

小川　健一朗　名古屋掖済会病院救急科

加藤　千紘　藤田保健衛生大学病院
　　　　　　救急総合内科

後藤　縁　名古屋掖済会病院救急科

萩原　康友　名古屋掖済会病院救急科

蜂矢　康二　名古屋掖済会病院救急科

前田　遥　名古屋掖済会病院救急科

松川　展康　名古屋掖済会病院救急科

村松　恵理子　名古屋掖済会病院救急科

柳内　愛　名古屋掖済会病院救急科

山田　真生　名古屋掖済会病院救急科

渡邉　紀博　名古屋掖済会病院救急科

目 次

Part 1 基本中の基本

12	1. 救急室での診療録記入と初動
15	2. バイタルサインの読み方
17	3. 救急室でのプレゼンテーション
20	4. 心電図簡易チェックガイド
27	5. 酸–塩基異常
29	6. 救急外来輸液の基本知識

Part 2 救急処置プロトコール

34	1. 成人の一次救命処置（Adult Basic Life Support：ABLS）
35	2. 小児の一次救命処置（Pediatric Basic Life Support：PBLS）
36	3. 成人の二次救命処置（Advanced Cardiovascular Life Support：ACLS）
40	4. 虚血性胸痛（ischemic chest pain）
43	5. 徐脈（bradycardia）
45	6. 脈拍のある頻拍（tachycardia）
49	7. 脳血管障害（stroke）
52	8. Japan Advanced Trauma Evaluation and Care（JATEC）＜外傷初期診療ガイドライン＞
58	9. 災害医療（Disaster Medical Service）

Part 3 症状からのアプローチ

62	1. 失神（syncope）
65	2. せん妄（delirium）
67	3. 発熱（fever）
69	4. 咽頭痛（sore throat）
71	5. 頭痛（headache）
73	6. めまい（vertigo/dizziness/presyncope）
75	7. 視力障害（visual loss）
76	8. 胸痛（chest pain）

77	9.	呼吸困難（dyspnea）
78	10.	咳（cough）
79	11.	腹痛（abdominal pain）
82	12.	吐血・下血（hematemesis・hematochezia）
85	13.	嘔気・嘔吐（nausea and vomiting）
87	14.	下痢（diarrhea）
88	15.	便秘（constipation）
90	16.	腰痛（low back pain）
91	17.	浮腫（edema）
92	18.	発熱と発疹（fever and rash）
95	19.	鼻出血と聴力障害（epistaxis and hearing loss）
98	20.	四肢のしびれ（paresthesias）
100	21.	血尿（hematuria）
102	22.	歩行障害（gait abnormalities）
104	23.	排尿障害（dysuria）

Part 4　救急疾患の診断と初期治療

108	1.	ショック（shock）
114	2.	脳血管障害（stroke）
120	3.	一過性脳虚血発作（transient ischemic attack：TIA）
122	4.	クモ膜下出血（subarachnoid hemorrhage：SAH）
125	5.	意識障害（coma and somnolence）
129	6.	けいれん（seizure）
131	7.	急性冠症候群（acute coronary syndrome：ACS）
137	8.	急性心不全（acute heart failure）
141	9.	大動脈解離（aortic dissection）
145	10.	高血圧緊急症（hypertensive emergencies）
147	11.	急性呼吸不全（acute respiratory failure）
150	12.	アナフィラキシー（anaphylaxis）
152	13.	気管支喘息（bronchial asthma）
155	14.	肺塞栓症（pulmonary embolism）
158	15.	肺炎（pneumonia）
164	16.	敗血症（sepsis）
168	17.	緊急対応が必要な感染症
173	18.	消化管出血（gastrointestinal bleeding）
177	19.	急性腎障害（acute kidney injury）

180	20.	電解質異常 （electrolyte disorders）
188	21.	糖尿病性ケトアシドーシス，高浸透圧性高血糖昏睡 （diabetic ketoacidosis, hyperosmolar hyperglycemic state）
190	22.	低血糖 （hypoglycemia）
193	23.	頭部外傷 （head injury）
196	24.	顔面外傷 （facial injury）
198	25.	頸部外傷 （neck injury）
201	26.	胸部外傷 （thoracic injury）
206	27.	腹部外傷 （abdominal injury）
209	28.	骨盤外傷 （trauma to the pelvis）
211	29.	四肢外傷 （injuries of extremities）
217	30.	見逃しやすい骨折
221	31.	創傷処理・処置 （wound management）
224	32.	熱傷 （thermal burns）
229	33.	中毒 （poisoning）
237	34.	異物誤飲 （swallowed foreign bodies）
239	35.	体温異常 （hypothermia and hyperthermia）
245	36.	職務感染事故 （occupational puncture）
246	37.	虐待 （abuse）
249	38.	小児救急 （emergency care for pediatrics）
257	39.	精神科救急 （psychosocial disorders）
259	40.	婦人科救急 （obsteric and gynecological emergency）

Part 5 救急外来に必須の法律と文書作成

266	1.	救急外来業務に必須の法律
270	2.	死亡診断書および死体検案書の作成

274	**索　引**

Part 1

基本中の基本

Part
1
基本中の基本

1. 救急室での診療録記入と初動
2. バイタルサインの読み方
3. 救急室でのプレゼンテーション
4. 心電図簡易チェックガイド
5. 酸-塩基異常
6. 救急外来輸液の基本知識

1．救急室での診療録記入と初動

　まずメモ用紙に記載し，後でまとめて診療録に記入するとよい．形式は SOAP に準ずることをオススメする．

　S：主訴や現病歴，既往歴，内服歴，アレルギー歴，生活歴
　O：全身状態，バイタルサイン，身体所見，検査結果
　A：アセスメント．鑑別診断，なぜそのように考えたか
　P：A を元にした検査や治療の計画

　記載の順番は S➡O➡A➡P だが，検査結果 O が出るたびに，それを元にしたアセスメントを A に記載し，その A を元にして再び P を記載していくと思考過程が伝わる．その場合は診察終了まで SOAPOAP…となってもよい．途中で訴えが変わったり情報が追加されたら，S として追加する．あまりに細切れで読みにくくならないように注意し，まとめられるなら SOAP だけで完結させる．

> 緊急度が高い場合は SOAP 形式にこだわらず，時系列順に記載すると，後から来たスタッフが状況を確認するときに有用．

＊来院時のバイタルサインは必ず記載する！
> バイタルサイン：①呼吸数，②脈拍数，③血圧，④体温，⑤SpO_2．
> バイタルサインのなかで重症度と強く関連するのは，まず呼吸数，次に脈拍数である．体温と重症度は必ずしも相関しない．
> SpO_2は呼吸数とセットで評価すべきである．

＊診療録を記載する前にまず署名する（後でしようと思うと必ず忘れる）．

＊主訴は簡潔に！
> 受付が聞いた主訴が必ずしも本当の主訴でないことがある．

＊現病歴をどの程度詳しく記載するかは，患者の全身状態とバイタルサイン，年齢・性別と主訴などの組合せによる．
> 年齢・性別と主訴のなかで緊急度が高いものを医療面接棚上げ群とし，すぐさま 3C（Collect, Correct, Call）で行動する．
　◇患者を寝かせ人手を集める→Collect
　◇病歴聴取を最小限にとどめ処置や検査を優先する→Correct
　◇上級医や専門医を呼ぶ→Call

医療面接棚上げ群の例

Part 1 基本中の基本

年代・性別	主訴（想定される疾患）
気道の異常を疑う	
20 代男性	咽頭痛，こもり声，流涎（急性喉頭蓋炎）
70 代男性	餅を食べて喘鳴（上気道閉塞）
呼吸の異常を疑う	
30 代男性	喘息発作，話せない（喘息大発作）
40 代女性	重症筋無力症，呼吸困難（呼吸不全）
60 代女性	失神，リハビリ後（肺塞栓症）
80 代男性	起座呼吸，喘鳴（急性心不全）
循環の異常を疑う	
20 代男性	1 型糖尿病，嘔吐，脱力（糖尿病性ケトアシドーシス）
20 代女性	下腹部痛（子宮外妊娠）
40 代男性	蜂刺症，全身蕁麻疹，顔面蒼白（アナフィラキシーショック）
50 代男性	高血圧無治療，胸背部痛（急性大動脈解離）
60 代男性	胸部圧迫感，嘔気（急性心筋梗塞）
60 代男性	糖尿病，胸部不快感（急性心筋梗塞）
60 代男性	透析中，不穏，徐脈（高 K 血症）
80 代男性	高血圧，激しい腰痛（腹部大動脈瘤破裂）
脳神経系の異常を疑う	
50 代女性	高血圧，突然の激しい頭痛（クモ膜下出血）
70 代女性	初発めまい，嘔吐（小脳梗塞）

＊現在のプロブレムに関係する既往歴は特に詳しく聞く．

＊薬剤アレルギーや薬剤歴は重要である．

　➤現在使用している薬剤以外に，最近風邪を引いて薬を飲んでいないか，まで確認する．

＊全身状態を General appearance として記載し，sick 感や第一印象（sick/fatigue/slightly sick/not so sick/not sick など）を記載しておくとプレゼンテーションに役立つ．

＊身体所見は頭部，顔面，頸部，肺，心臓血管系，腹部，四肢，皮膚，神経と系統立てて記載する．

＊検査所見は要領よくポイントを押さえて記述すること．

＊アセスメントではプロブレムリストと，少なくとも3つの鑑別診断を立てること．

＊どの上級医（専門医）にコンサルトしたかも必ず書く．

＊患者が帰宅する場合は「○○という症状があれば△△に受診を」という具体的指示を記入する．

2. バイタルサインの読み方

Part 1 基本中の基本

バイタルサインの記載とともに緊急度が高いかどうかを読めるようになると，危機的状況に備えたり回避することができるようになる．

呼吸数

＊**呼吸数の増加は急変を予測する重要な因子**である．
〔Decisions Relating to Cardiopulmonary Resuscitaion（3rd ed）. 2007.〕

＊呼吸数の速い（＞22 回/分）発熱は敗血症の疑いがある．

  ➢呼吸数が落ち着いているかどうかは，患者と一緒に呼吸すると，感覚的に即座にわかる．

＊酸素投与をしていないのにSpO_2 99％や100％は異常値である．呼吸数が増加している原因を検索する．

脈拍数

＊**脈拍数に妥当性があるかどうかは体温との組み合わせで考える**．

  ➢脈拍数の増加＝体温上昇（℃）×20 回で考える．

   ◇平熱36℃で現在38℃の場合，体温上昇は2℃．

   ◇脈拍数の増加は2×20 で40 回程度である．

   ◇脈拍の正常範囲を60-80 回とすると，脈拍数100-120 回なら妥当性のある範囲と考える．

  ➢体温上昇に比して，脈拍数が異常に増加していれば比較的頻脈である．

  ➢体温上昇に比して脈拍数が低ければ比較的徐脈と考える．

＊脈拍数を抑えるβ遮断薬やジギタリスを内服していると，本来頻脈であるはずなのに平脈になっていたり，比較的徐脈になることがある．

体温

＊高体温も要注意だが低体温はより重症である．

＊発熱の経過の長い患者が平熱の場合は，重症化して体温が下がっていないかを全身状態とともに評価する．

＊低体温は敗血症を常に疑う．

＊解熱薬を内服していれば何時に内服したかを確認し，薬剤の半減
期とともに現在の体温に影響していないかを考える．

SpO_2

＊SpO_2は呼吸数とともに評価する．

＊呼吸数の速い SpO_2低下は真の呼吸不全を疑う．

＊呼吸数が落ち着いているのに SpO_2が低い場合は，慢性閉塞性肺
疾患（COPD）の既往，末梢が冷たい・血圧が低い・マニキュア
や付け爪をしていないかを確認する．

3. 救急室でのプレゼンテーション

Part 1 基本中の基本

　上級医に正確かつ簡潔に症例提示をする能力は，救急患者の救命にとって非常に重要である．救急室では 1-3 分の短いプレゼンテーションが求められる．プレゼンテーションでは円滑な流れが大切である．検査値も記憶し，できるだけメモや診療録は見ずに行うこと．

①年齢，性別

患者名は不要．年齢と性別は上級医の鑑別診断に大きな影響を与えるので必ず最初に述べる．『23 歳男性の胸痛』と『76 歳男性の胸痛』では鑑別すべき疾患が全く異なる．

②主訴

どうして今日は救急室を訪れたのか．最も困っていることは何か．主訴はできるだけ短く．年齢，性別，主訴を一言で述べる．

③現病歴

現病歴を詳細に述べる必要はない．主訴に応じてポイントとなるところは異なるので，『Part 3　症状からのアプローチ』を参照されたい．最も疑う疾患，見落としてはならない疾患まで思い描けていないと現病歴はまとまらず，プレゼンテーションを受けている上級医には伝わらない．腕の見せどころである．

④既往歴

今回のイベントと関連がありそうな既往歴は必ず言及する．

⑤生活歴

喫煙，飲酒，職歴，旅行歴，妊娠などである．必要なことだけ述べる．

⑥身体所見

バイタルサイン（体温，血圧，脈拍数，呼吸数，SpO_2）は必ず述べる．正常のものは詳細に述べる必要はない．「バイタルサインは血圧 188/90，脈拍数 125 以外，異常はありません」でよい．陽性所見だけでなく，鑑別診断に重要な陰性所見にも言及すること．

⑦検査所見

大きく異常を示すものと，鑑別診断において大切な正常所見だけでよい．

⑧アセスメント＋プラン

ここが最も難しい．アセスメントとは収集した情報から何を考え

たかである．プロブレムリストを立て，それぞれのプロブレムを
なるべく一元的に説明できるような鑑別診断を立てる．そのため
にどの検査・治療が必要であるか，その緊急性についても述べる．

最初から上手にプレゼンテーションができる人は誰もいない．常
に練習が必要である．

上級医への簡潔なコンサルテーションチェックリスト

- **上級医への挨拶**　相手を気遣うひと言から．「お忙しいところ失礼し
  ます，研修医の○○です」「夜遅くすいません」
- **まず目的を言う**　なぜ相談したいのかを述べる．最後に述べてもよ
  いが，緊急性が高い場合は先に述べる．「心筋梗塞を疑う患者さんで
  す」「入院でよいか迷っていまして先生にご検討いただきたいのです」
  「緊急手術の適応があるかどうかをご検討いただきたいのです」．上
  級医に関心を持たせるのがコツである．
- **年齢・性別・主訴**　「心窩部痛を訴える 56 歳男性です」「熱が下がら
  ないことが心配で来られた 24 歳女性です」
- **自分のアセスメントと具体的な依頼内容**　「…と考えています．」「…
  を疑っているのですが，所見がはっきりしません．一緒に診察をお願
  いします」「…という状態で帰宅か入院の判断に迷っています．一緒
  に診察をお願いします」
- **アセスメントの根拠**（主訴・病歴・身体所見・検査結果など）

具体例

- 「○○先生，お忙しいところすいません．急性心筋梗塞を疑う 56
  歳の男性で胸痛を主訴に受診されました．心電図△△誘導で ST
  上昇を認めています．診察をお願いできませんでしょうか」
- 「○○先生，夜遅くにすいません．80 歳の女性でふらつきを主訴
  に受診されました．診察や検査所見では特別な異常所見は認めな
  いのですが，まっすぐ歩くことができないので帰宅させてよいか
  判断に迷っています．申し訳ありませんが一緒に診察していただ
  けませんでしょうか」

上記をまとめて SBAR と覚えるとよい．

S：Situation（患者の状態）

「○○先生，お忙しいところすいません．ACS を疑う 64 歳の男性

で胸痛を主訴に受診されました」

B：Background（患者背景・臨床経過）

　「高血圧と喫煙歴のある方で1時間前から胸痛が持続しています．現在心電図で ST 上昇は認めません」

A：Assessment（アセスメント）

　「心筋酵素は提出中でまだ結果が出ていませんが，胸痛が持続していますので ACS を疑っています」

R：Recommendation（提案・要請）

　「一緒に心エコーを見てもらえないでしょうか．あと他にしておくべきことはありますでしょうか」

Part 1 基本中の基本

4. 心電図簡易チェックガイド

ステップ0：各波形の成因と正常値

P波：心房興奮

P-R：心房−心室興奮伝導

QRS：心室興奮

ST：心室再分極に先行する活動休止

T波：心室再分極

QT：心室の興奮と再分極に要する時間

　　PQ間隔：0.12-0.20s

　　　　　（小さなboxは0.04s）

　　QRS幅：0.05-0.08s

　　QTc間隔：0.35-0.44s

ステップ1：調律とリズムをチェック

①リズムは規則性か？　不規則性か？

②P波は存在するか？

③QRS幅は狭いか？　広いか？

④P波とQRSの関連はどうか？

※Ⅱ・Ⅲ・aVFでP波が上向きで規則的に出現し，それにQRS群が規則正しく続いていれば洞調律

ステップ2：電気軸をチェック

①Ⅰ・Ⅱともに陽性であれば正常軸

②Ⅰ陰性の場合：右軸変位➡他に右房負荷を示唆する所見がないか確認

③Ⅱが陰性の場合：左軸変位➡何らかの基礎疾患が存在する可能性あり

ステップ3：PR間隔のチェック

①PR間隔短縮：房室伝導を短縮させるカテコラミン過剰状態，副伝導路をチェックするために⊿波を探す

②PR間隔延長：迷走神経緊張もしくは興奮伝導の障害

1度房室ブロック：0.2s以上のPR間隔，QRS脱落（－）

2度房室ブロック

typeⅠ（Wenckebach型）：PR間隔が次第に延長してQRS脱落

typeⅡ（MobitzⅡ型）：PR間隔の延長なくQRS脱落（要精査!!）

3度房室ブロック：PP間隔，RR間隔は正常だがPR間隔は不規則（要精査!!）

ステップ4：QRS間隔のチェック

①QRS幅0.10-0.12sの場合➡心室内伝導遅延や不完全脚ブロック

②QRS幅0.12s以上の場合➡脚ブロック

右脚ブロック：QRS波後半がV_1で陽性，V_6で陰性

左脚ブロック：QRS波後半がV_6で陽性，V_1で陰性

（左脚前肢ブロック：左軸変位，左脚後肢ブロック：右軸変位）

※異常Q波：0.04s以上の幅があり，深さがR成分の高さの1/3以上

ステップ5：QTc間隔のチェック

QTc延長を認める場合は次のことを確認する

●心室頻拍

●電解質異常（低Mg血症，低K血症，低Ca血症）

●内服歴（QTc延長を呈する薬剤：抗不整脈薬Ⅰa・Ⅰc，Ⅲ，マクロライド系抗菌薬，三環系抗うつ薬）

●先天性QT延長症候群の既往

ステップ6：T波のチェック

陰性T波がないか？（aVL，aVR，V_1，V_2，Ⅲ誘導では正常でも陰性Tを認める）

左右対称性の陰性T➡心筋虚血の可能性

非対称性の陰性T➡ストレインを伴う左室肥大の可能性

Part 1 基本中の基本

ステップ 7：心房・心室異常のチェック

左室肥大：V_1誘導の S 波＋V_5 or V_6誘導の R 波（どちらか大きいほう）
　　　　　＞35 mV（特異度が高い）

右室肥大：
　①V_1の R/S 比＞1
　②V_5 or V_6の R/S 比＜1

左房負荷：
　①Ⅱ誘導で 0.04s 以上のノッチを伴う P 波
　②V_1誘導で P 波の後半部分（左房の脱分極を示す）が小さな box 1 つ
　　（縦 1 mm 横 0.04s）と同じかそれ以上

右房負荷：
　①Ⅱ誘導で P 波の高さが 2.5 mm より大きい（肺性 P）
　②V_1 or V_2誘導で P 波の高さが 1.5 mm より大きい

心電図が示唆する重要疾患

◆低電位
すべての四肢誘導で＜5 mm，またはすべての胸部誘導で＜10 mm
➡ 胸水，心嚢水，タンポナーデ，広範囲心筋梗塞，慢性閉塞性肺疾患（COPD），左気胸，甲状腺機能低下症，副腎不全，アミロイドーシス，サルコイドーシス，全身浮腫，肥満

◆左右対称で幅の狭い T 波（テスト T），V₄で深い S 波＋R/S＜1
➡ 高 K 血症 ＜P 波のない wide QRS 徐脈＞

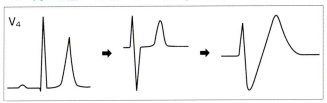

◆U 波
➡ 低 K 血症

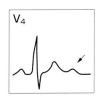

◆大きな陰性 T 波
➡ クモ膜下出血，脳梗塞

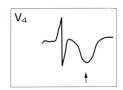

◆左脚ブロック

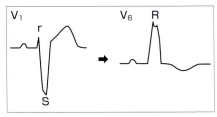

◆右脚ブロック

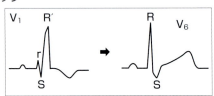

◆ QT 延長

心拍数>40/分で QT>0.48s（小さな box 12 個）のとき
➡ 低 K 血症，低 Mg 血症，低 Ca 血症，抗不整脈薬，抗うつ薬，ST 合剤，イトラコナゾール，QT 延長症候群，心筋梗塞，クモ膜下出血

◆ S1 Q3 T3（Ⅰで大きな S 波，Ⅲで Q 波と陰性 T 波）
➡ 肺塞栓症

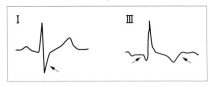

V_{1-4}の陰性 T 波，右脚ブロックも肺塞栓症の ECG 所見である．

◆ Osborn 波

J 点で見られるノッチ
➡ 低体温

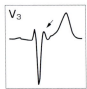

◆ II, III, aVF で下向き鋸歯状波, 規則的で心拍数 150, 100, 75/分前後 ➡ 心房粗動

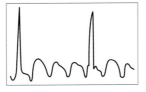

◆絶対性不整脈 ➡ 心房細動, 多源性心房頻拍

◆ Torsades de pointes

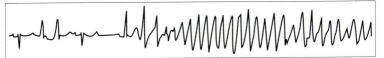

◆デルタ波
➡ WPW 症候群

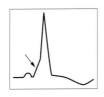

◆盆状降下
➡ ジギタリス中毒

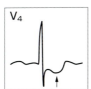

ジギタリス中毒ではありとあらゆる不整脈が出る可能性あり

多いのは様々なブロックを伴う心房頻拍, VPC, AVブロック, SVPC

◆ Brugada 症候群（☞ p64）

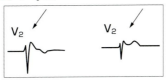

◆高い P 波（肺性 P）と低い QRS
  ➡ COPD

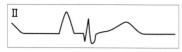

◆すべての誘導で ST 上昇
  ➡ 心外膜炎

Stage Ⅰ	ST 上昇，PR 下降
Stage Ⅱ	T 波　平低化
Stage Ⅲ	多くの誘導で陰性 T 波
Stage Ⅳ	T 波　正常化

5. 酸-塩基異常

Part 1 基本中の基本

血液ガス正常値：

pH	7.40
$PaCO_2$	40 mmHg
HCO_3^-	24 mEq/L

ステップ1　pHとCO₂で分ける

	$PaCO_2 > 40$	$PaCO_2 < 40$
pH<7.4	呼吸性アシドーシス	代謝性アシドーシス
pH>7.4	代謝性アルカローシス	呼吸性アルカローシス

ステップ2　代償作用だけで説明可能か？

		代償作用
代謝性アシドーシス		［HCO_3^-］が1 mEq/L下降する毎に$PaCO_2$は1〜1.3 mmHg下がる
代謝性アルカローシス		［HCO_3^-］が1 mEq/L上昇する毎に$PaCO_2$は0.6〜0.7 mmHg上がる
呼吸性アシドーシス	急性	$PaCO_2$が10 mmHg上昇する毎に［HCO_3^-］は1 mEq/L上がる
	慢性	$PaCO_2$が10 mmHg上昇する毎に［HCO_3^-］は3〜3.5 mEq/L上がる
呼吸性アルカローシス	急性	$PaCO_2$が10 mmHg下がる毎に［HCO_3^-］は2 mEq/L下降する
	慢性	$PaCO_2$が10 mmHg下がる毎に［HCO_3^-］は4〜5 mEq/L下降する

ステップ3　アニオンギャップ　　正常値＝12±2 mEq/L

$$anion\ gap\ (AG) = Na^+ - (Cl^- + HCO_3^-)$$

　$AG \geqq 20$　→　AG開大性アシドーシスが存在

ステップ 4　補正 HCO$_3$⁻（AG が存在しないとすると，HCO$_3$⁻はいくつになるか）

補正 HCO$_3$⁻ = Na⁺ − Cl⁻ − 12

<23 → 非 AG 代謝性アシドーシスが混在

>30 → 代謝性アルカローシスが混在

鑑別診断

呼吸性アシドーシス　＜低換気状態＞

CO$_2$ ナルコーシス，重症筋無力症，ギランバレー症候群，重症肺炎，気道閉塞

呼吸性アルカローシス　＜過呼吸状態＞

過換気症候群，肺炎，肺水腫，肝硬変

➡ER で呼吸性アルカローシスの患者さんをみたら，まず敗血症を思い浮かべるべきである．呼吸性アルカローシスが唯一の異常所見であることがある．

代謝性アシドーシス

1）AG が増加するもの（AG アシドーシス）

ケトアシドーシス（糖尿病性，アルコール性，飢餓），尿毒症，乳酸アシドーシス，中毒（メタノール，エチレングリコール，サリチル酸），空腸回腸バイパス術後

2）AG が正常なもの（非 AG アシドーシス）

下痢，尿細管性アシドーシス，希釈性，初期の腎不全

代謝性アルカローシス

嘔吐，利尿薬，アルドステロン症，偽性アルドステロン症（内服の漢方薬をチェック），Cushing 病，重症の K 不足（アルドステロン症，Cushing 病では血圧は高くなる）

6. 救急外来輸液の基本知識

Part 1 基本中の基本

救急外来での輸液の目的
①体液の不足（脱水や急性出血に起因する）を補うため？
②薬剤の経静脈投与ルートのため？
③経過観察のため？

どんなカテーテルで血管確保するか？
＊大量輸液には末梢静脈からの太くて短いカテーテルが便利.
＊流量は管の半径の4乗に比例し，長さに反比例する.
  ➤16ゲージと24ゲージでは5倍も流量が違う!!
  ➤18ゲージ5cmの末梢静脈留置針と30cm中心静脈カテーテルでは6倍も流量が違う!!
＊細い血管に無理やり太いカテーテルを入れても流量は早くならない. 見た目も大事. 肘正中皮静脈など太い血管を選択すべし！

輸液セット（輸液の目的に応じて選択）
　成人用輸液セット（約20滴で1mL）
　微量用（小児）輸液セット（約60滴で1mL）

輸液製剤
＊血管内容量減少（急性出血など）の治療は必ず細胞外液（リンゲル液）・生理食塩水を選択する.
＊ER診療の90％以上は細胞外液・生理食塩水で済む.
＊生理食塩水を大量に入れる際は希釈性アシドーシスに注意する.
＊心不全などでは細胞外液や生理食塩水の過剰輸液にならないように注意する.
＊高K血症ではKフリーの生理食塩水や1号液を使用する.
＊HES製剤（人工膠質液）はショック時に使用すると腎機能を悪化させるため，ルーチンには使用を推奨しない.

【輸液製剤ごとの電解質等の目安】

	Na	K	Ca	Cl	乳酸	糖(%)	血管内残量	備考
リンゲル液（酢酸）	130	4	3	109	28		25%	細胞外と似た組成→細胞外液. 外傷やショックを疑うとき, 原因不明の疾患, 大量補液時に選択
生理食塩水	154			154			25%	大量投与で HCO_3^- が希釈され代謝性アシドーシスになるため注意. K フリー
1号液	90			70	20	2.6	18%	腎不全, 高K血症を疑うときにも使用できる→開始液
3号液	35	20		35	20	4.3	15%	Na 負荷したくないときに選択. 2L（1日の尿量）の尿で喪失する量と同じ濃度の電解質→維持液
5%ブドウ糖液						5	8.5%	
HES製剤	154			154			100%	1日に 50 mL/kg まで投与可能 ※ボルベン®の場合

骨髄への輸液

＊緊急性が高いにもかかわらず，すぐに血管が確保できないとき，小児（大人でも可）では脛骨粗面に骨髄針（18ゲージのスパイナル針またはピンク針で代用可）を留置し補液を行う（薬剤投与も可である）．

＊穿刺後に生理食塩水 5 mL ほどフラッシュしてからルートとして使用する．

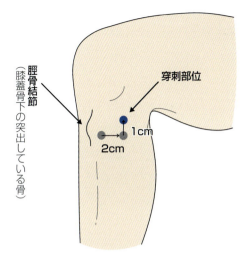

Part 2

救急処置プロトコール

Part 2 救急処置プロトコール

1. 成人の一次救命処置 （Adult Basic Life Support：ABLS）
2. 小児の一次救命処置 （Pediatric Basic Life Support：PBLS）
3. 成人の二次救命処置 （Advanced Cardiovascular Life Support：ACLS）
4. 虚血性胸痛 （ischemic chest pain）
5. 徐脈 （bradycardia）
6. 脈拍のある頻拍 （tachycardia）
7. 脳血管障害 （stroke）
8. Japan Advanced Trauma Evaluation and Care （JATEC）＜外傷初期診療ガイドライン＞
9. 災害医療 （Disaster Medical Service）

JRC 蘇生ガイドライン 2015 準拠

1. 成人の一次救命処置

(Adult Basic Life Support：ABLS)

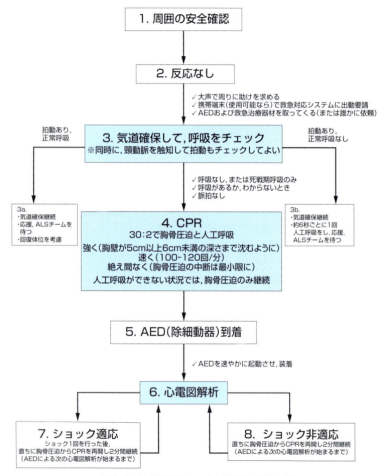

2. 小児の一次救命処置

(Pediatric Basic Life Support：PBLS)

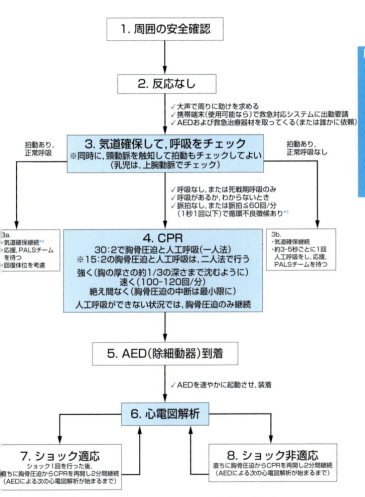

[1] 循環不良徴候：四肢冷感, 蒼白, 網状皮斑, チアノーゼ
[2] 乳児の気道確保は, 原則, 頭部中間位とし, 外耳道の位置が乳児の肩上部と同じ高さになるようにする. それ以上, 頭部後屈させると, 気道閉塞する可能性あり

3. 成人の二次救命処置

(Advanced Cardiovascular Life Support：ACLS)

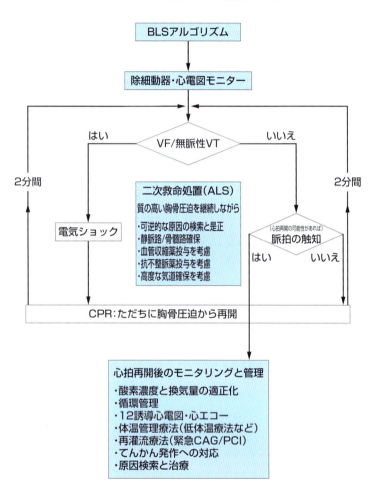

＊CPRの質
> 強く（5 cm以上），速く（100-120回/分）押し，胸郭が完全に元に戻るようにする．
> 胸骨圧迫の中断を最小限にする．
> 過剰な換気を避ける．
> 2分ごとに，または疲労した場合はそれより早く圧迫担当を交代する．
> 高度な気道確保がなされていない場合は，胸骨圧迫30回と人工呼吸2回のサイクルを実施する．
> $EtCO_2$モニター：$EtCO_2$が10 mmHg未満である場合は，CPRの質の向上を試みる．

＊除細動のショックエネルギー
> 二相性：製造業者の推奨量（初回エネルギー量：120-200 J）．不明な場合は最大値に設定する．2回目以降のエネルギー量は初回と同等とし，エネルギー量の増加を考慮してもよい．
> 単相性：360 J

＊薬物療法
> アドレナリン静注/骨髄内投与：1 mgを3-5分ごとに投与．
> アミオダロン静注/骨髄内投与：初回投与300 mgボーラス投与，2回目150 mg．

＊高度な気道確保
> 気管挿管または声門上の高度な気道確保．
> $EtCO_2$モニターまたはカプノメトリ（CO_2検知器）による気管チューブの位置の確認およびモニタリング．
> 高度な気道確保器具を装着したら，胸骨圧迫を続けながら6秒ごとに1回（1分あたり10回）人工呼吸を行う．

Part 2 救急処置プロトコール

治療可能な原因

5H：Hypovolemia　循環血漿量減少
Hypoxia　低酸素血症
Hydrogen ion　水素イオン（アシドーシス）
Hypo/Hyperkalemia　低/高 K 血症
Hypothermia　低体温症
5T：Tension pneumonia　緊張性気胸
Tamponade, cardiac　心タンポナーデ
Toxins　毒物
Thrombosis, pulmonary　血栓症，肺動脈
Thrombosis, coronary　血栓症，冠動脈

ACLS チェックガイド

＊除細動時には以下の項目を毎回確認すること‼

> ➢自分が離れている．
> ➢換気を行っている医療者，周囲の医療者が離れている．
> ➢高濃度酸素がパドル電極の近くにない．
> ➢ AED でない場合は VF・VT 波形が継続している．

＊気管挿管時には直ちに以下の確認を行うこと‼

> ➢挿管時にチューブが声門を通過したこと．
> ➢バッグを押しながら上腹部を聴診し，ボコボコ音（これがあれば食道挿管）を聴取しないことを確認して，胸郭の動きを観察．
> ➢5 点聴取（左右の前胸壁，左右の腋窩中線，胃の上部）．
> ➢バッグが 100％酸素に接続され，リザーバーが膨らんでいること．
> ➢ $EtCO_2$ モニター，カプノメトリを用いた確認．

＊気管挿管後は $EtCO_2$ モニターも観察すること‼

> ➢$EtCO_2$ が 10 mmHg 未満である場合は，CPR の質の向上を試みる．
> ➢$EtCO_2$ の突発的な持続的増加（$\geq$40 mmHg）は自己心拍再開（ROSC）の可能性を示唆する（CPR は中断せず 2 分間継続する）．

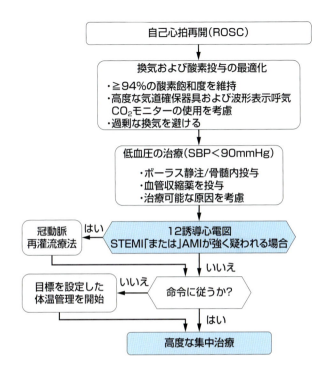

投与量

換気/酸素投与
- 過剰な換気を避ける．人工呼吸を 10 回/分から始め EtCO$_2$ が 35-40 mmHg になるまで回数を漸増する．
- 可能であれば，SpO$_2$ を ≧94％ とするために FiO$_2$ を必要な最低量まで調整する．

ボーラス静注
- 約 1-2 L 生理食塩液または乳酸化リンゲル液

アドレナリン持続静注
- 0.1-0.5 μg/kg/分（体重 70 kg の成人：7-35 μg/分）

ドパミン持続静注
- 5-10 μg/kg/分

ノルアドレナリン持続静注
- 0.1-0.5 μg/kg/分（体重 70 kg の成人：7-35 μg/分）

4. 虚血性胸痛 (ischemic chest pain)

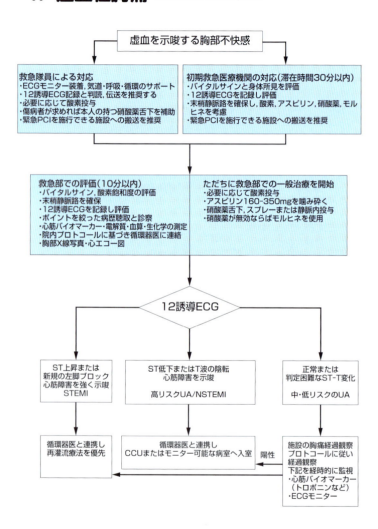

ER chat

虚血性胸痛のチェックポイントを教えてください.

高リスクの非 ST 上昇型 ACS では，TIMI リスクスコアあるいは HEART スコアを計算することで，患者をリスクごとに層別化できる．HEART スコアでは病歴に主観が入っており，初学者には難しいかもしれないが，胸痛だけでなく放散痛，発汗，胸部圧迫感，嘔気を伴う胸部症状を聴取し判断するとよい.

☞ Part 4　急性冠症候群 (p131)

TIMI Risk Score

項　目	点　数
年齢：65 歳以上	1
冠動脈疾患の危険因子：3 つ以上	1
・冠動脈疾患の家族歴	
・高血圧症	
・脂質異常症	
・糖尿病	
・最近の喫煙歴	
最近 7 日間のアスピリン内服歴	1
24 時間以内に 2 回以上の狭心症発作	1
心筋酵素（CK-MB，トロポニン）上昇	1
心電図変化：0.5 mm 以上の ST 変化	1
50% 以上の冠動脈狭窄の既往	1

TIMI Risk Score 合計点	14 日以内のイベント*発生
0 or 1	5%
2	8%
3	13%
4	20%
5	26%
6 or 7	41%

*：死亡，心筋梗塞発症・再発，緊急冠動脈形成術

TIMI Risk Score for Patients With Unstable Angina and Non-ST Segment Elevation MI：Predictor Variables. *JAMA*. 2000, 284：835-842.

HEART Score

病歴 History	非常に疑わしい	2
	そこそこ疑わしい	1
	あまり疑わしくない	0
心電図 Electrocardiogram	著明な ST 低下	2
	非特異的再分極	1
	正常	0
年齢 Age	65 歳以上	2
	45－65 歳	1
	45 歳以下	0
リスク因子 Risk factor (冠動脈疾患の家族歴，高血圧，脂質異常症，糖尿病，喫煙)	3 項目以上	2
	1－2 項目	1
	0 項目	0
トロポニン Troponin	3 倍以上	2
	1－2 倍	1
	正常	0

7 点以上で ACS の LR＋(陽性尤度比)　7.0-24
3 点以下で ACS の LR－(陰性尤度比)　0.13-0.30

5. 徐 脈 (bradycardia)

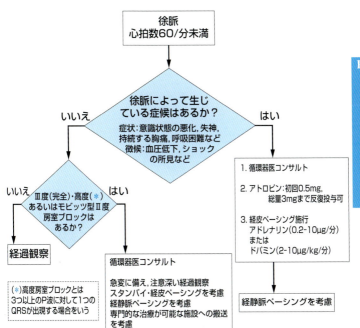

ER chat

徐脈のチェックポイントは？

・患者の状態が安定しているかをまず確かめる．意識レベル低下，胸痛，呼吸困難，低血圧，ショック，心不全があればすぐにアルゴリズムに準じた治療を行う．
・鑑別診断は洞機能不全，AV ブロック，下壁梗塞，薬剤（β 遮断薬，Ca 拮抗薬，ジゴキシン），甲状腺機能低下症，頭蓋内圧亢進，低体温，高 K 血症，血管迷走神経反射などがある．

経皮ペーシングの使用法

＊添付の使用説明書あるいはパッドに図示されたとおりにペーシング電極を胸部に貼付する．
＊電源を入れる（通常はデマンドモードで）．
＊心拍数を 60 回/分にセットする．
＊0 mA からコンスタントに心室捕捉するまで出力電流を上げてゆく（ペースメーカーのスパイクのあとの幅広い QRS と T 波が特徴）．心室捕捉が起こった最小閾値よりも 5-10 mA ほど上げて出力を設定．

注意点

＊ペーシングが作動していることを確認するために，右大腿動脈で拍動を確認する．
＊治療可能な VF が隠れていないか注意を払う．
＊意識がある患者では苦痛が大きいため，鎮痛・鎮静を考慮する．
＊高度の低体温患者やジギタリス中毒の徐脈では禁忌である．

6. 脈拍のある頻拍 (tachycardia)

不安定頻拍

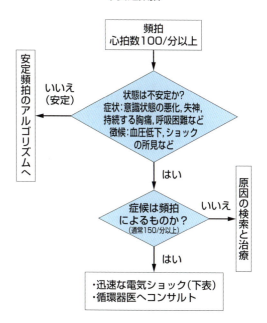

頻拍への初回電気ショックのエネルギー量

a. 同期電気ショックのエネルギー量	b. 非同期電気ショックのエネルギー量
二相性　100-120Jが望ましい 　　　　（AFL, PSVTは50Jから可） 単相性　AF：100J 　　　　（持続性では360Jが望ましい） 　　　　単形性VT：100J 　　　　AFL, PSVT：50J	多形性VT/WPW＋AF （幅広い） 二相性　推奨エネルギーで実施 　　　　不明の場合150-200J 単相性　360J

略語）発作性上室頻拍:PSVT 心房細動:AF 心房粗動:AFL
　　　心室頻拍:VT　WPW症候群:WPW

安定頻拍

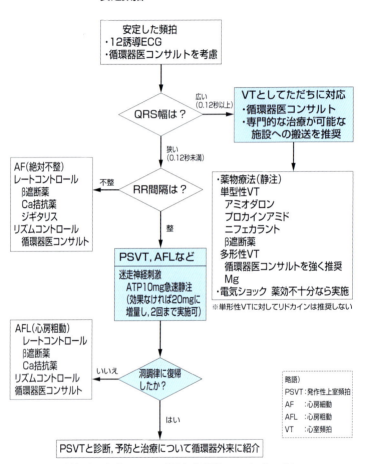

注：状態が不安定になれば不安定頻拍のアルゴリズムへ

ER chat

頻脈のチェックポイントは？

- 患者の状態が不安定，または意識レベル低下，胸痛，低血圧，ショック，心不全があれば，すぐに同期電気ショックを行う．
- 意識があればジアゼパム（セルシン®）5 mg，またはミダゾラム（ドルミカム®）5 mg などの使い慣れた鎮静薬を 2 分以上かけて投与し，同期電気ショックを行う．
- 頻脈の鑑別診断は洞性頻脈，PSVT，心房細動，心房粗動，心房頻拍，VT がある．
- 一見，VT のように見えて WPW や変行伝導に起因する VT 様波形（pseudo VT）があるが，患者の状態が不安定であれば，同様に同期電気ショックを行う．
- 洞性頻脈の上限は〔220－年齢〕であるので，これ以上の心拍数なら，洞調律以外の不整脈を考えるべき．

Part 2 救急処置プロトコール

ER chat

迷走神経刺激の方法は？

- 安定的な QRS 幅が狭い規則的なリズムである頻拍には，迷走神経刺激法を試みてよい．
- バルサルバ手技：患者に対し，深く息を吸ってから止め，15-30秒息こらえを続けるように伝える．あるいは，医師が片手で患者の腹部の中心を強く押し（不快感が生じない程度），患者に腹圧でその手を「押し」のけるよう伝える．器具が使えれば，細い管あるいはシリンジのなかに息を吹きこませてもよい．
- 修正バルサルバ手技：バルサルバ手技を半臥位で行い，直後に臥位にして両下肢を挙上する．バルサルバ手技よりも高い成功率が報告されている．
- 頸動脈洞マッサージ：頸動脈粥腫が遊離する潜在的リスクがあるため，比較的若い患者に限る．圧迫 5-10 秒，解除 2-3 秒を繰り返す．非優位半球側で行う（右利き患者であれば右頸動脈）．

抗不整脈薬の使用法

抗不整脈薬	使用法
β遮断薬 プロプラノロール （インデラル®）	総投与量 0.1 mg/kg を 3 等分し，ゆっくり 2-3 分間隔で iv.
Ca 拮抗薬 ベラパミル （ワソラン®） 5 mg/A	2.5-5 mg を 2 分以上かけて iv. 効果（−）・副作用（−）の場合は 15-30 分ごとに 5-10 mg 投与してもよい. 心機能低下患者には使用しない.
ジルチアゼム （ヘルベッサー®） 10・50 mg/A	0.25 mg/kg 投与，効果（−）・副作用（−）の場合は 0.35 mg/kg でベラパミルと同等の効果を得る. ベラパミルほどではないが，心陰性変力作用があり重度の心機能低下患者では心拍出量が低下する.
アミオダロン 150 mg/A	125 mg（2.5 mL）を 5％ブドウ糖液 100 mL に溶解. 10 分間で投与.
ニフェカラント	0.15-0.3 mg/kg を 5 分間かけて静注. 効果が認められれば 0.4 mg/kg/時で持続投与.
マグネシウム （マグネゾール®） 2 g/A	硫酸マグネシウム 1-2 g を 5％ブドウ糖液に溶解して 5-60 分かけて投与. 安定した患者にはゆっくり投与. 不安定な患者には急速投与も許容される.
プロカインアミド （アミサリン®） 100・200 mg/A	20 mg/分のスピードで，以下のいずれかに該当するまで投与. ・不整脈が改善する ・血圧が低下する ・QRS 幅が 50％以上延長する ・総投与量（17 mg/kg）に達する 維持量は 1-4 mg/分（腎機能低下患者では減量する）. QT 延長を呈する薬剤と併用する場合は慎重に.
アデノシン （アデホス®） 20 mg/A	10 mg を比較的太い静脈に静注後，20 mL の生理食塩水で即座にフラッシュする. 1-2 分以内に不整脈が転換しない場合，20 mg に増量して投与できる. 絶対不整の頻拍，特に QRS 幅が広い場合には使用しない.

7. 脳血管障害 (stroke)

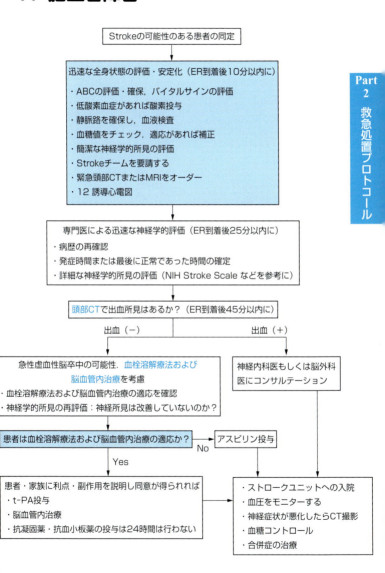

NIH Stroke Scale（NIHSS）　患者名

1a）意識水準
- □ 0：完全覚醒
- □ 1：簡単な刺激で覚醒
- □ 2：繰り返し刺激，強い刺激で覚醒
- □ 3：完全に無反応

1b）意識障害
―質問（今月の月名および年齢）
- □ 0：両方正解
- □ 1：片方正解
- □ 2：両方不正解

1c）意識障害
―従命（開閉眼，「手を握る・開く」）
- □ 0：両方可
- □ 1：片方可
- □ 2：両方不可

2）最良の注視
- □ 0：正常
- □ 1：部分的注視麻痺
- □ 2：完全注視麻痺

3）視野
- □ 0：視野欠損なし
- □ 1：部分的半盲
- □ 2：完全半盲
- □ 3：両側性半盲

4）顔面麻痺
- □ 0：正常
- □ 1：軽度の麻痺
- □ 2：部分的麻痺
- □ 3：完全麻痺

5）上肢の運動（仰臥位のときは 45 度）
左
- □ 0：90 度を 10 秒間保持可能（下揺なし）
- □ 1：90 度を保持できるが，10 秒以内に下垂
- □ 2：90 度の挙上または保持ができない
- □ 3：重力に抗して動かない
- □ 4：全く動きがみられない
- □ N：切断，関節癒合
右
- □ 0：90 度を 10 秒間保持可能（下揺なし）
- □ 1：90 度を保持できるが，10 秒以内に下垂
- □ 2：90 度の挙上または保持ができない
- □ 3：重力に抗して動かない
- □ 4：全く動きがみられない
- □ N：切断，関節癒合

6）下肢の運動
左
- □ 0：30 度を 5 秒間保持できる（下垂なし）
- □ 1：30 度を保持できるが，5 秒以内に下垂
- □ 2：重力に抗して動きがみられる
- □ 3：重力に抗して動かない
- □ 4：全く動きがみられない
- □ N：切断，関節癒合
右
- □ 0：30 度を 5 秒間保持できる（下垂なし）
- □ 1：30 度を保持できるが，5 秒以内に下垂
- □ 2：重力に抗して動きがみられる
- □ 3：重力に抗して動かない
- □ 4：全く動きがみられない
- □ N：切断，関節癒合

7）運動失調
- □ 0：なし
- □ 1：1 肢
- □ 2：2 肢
- □ N：切断，関節癒合

8）感覚
- □ 0：障害なし
- □ 1：軽度から中等度
- □ 2：重度から完全

9）最良の言語
- □ 0：失語なし
- □ 1：軽度から中等度
- □ 2：重度の失語
- □ 3：無言，全失語

10）構音障害
- □ 0：正常
- □ 1：軽度から中等度
- □ 2：重度
- □ N：挿管または身体的障壁

11）消去現象と注意障害
- □ 0：異常なし
- □ 1：視覚，触覚，嗅覚，視空間または自己
  身体に対する不注意，あるいは 1 つの
  感覚様式で 2 点同時刺激に対する消去
  現象
- □ 2：重度の半側不注意あるいは 2 つ以上の
  感覚様式に対する半側不注意

総合点＝ [　　　　　　] /42

日　付：_____

評価者：_____

ER chat

脳血管障害について次のポイントを教えてください.

1）頭部 CT 所見

脳梗塞初期は異常 CT 所見がわかりにくいが，次の点に注意して読影しよう.

【early CT sign】
- 島皮質の不明瞭化
- レンズ核構造の消失
- 皮髄境界が不鮮明
- 脳溝の左右差
- 血栓形成のため中大脳動脈の吸収値が上昇する（白く見える）：hyperdense MCA sign

2）血栓溶解療法

次の t-PA 禁忌疾患に注意する.
- 頭蓋内出血の既往
- 3 カ月以内の頭部脊髄手術/外傷，脳梗塞
- クモ膜下出血の疑い
- 3 カ月以内の心筋梗塞
- コントロール不良の高血圧（≧185/110 mmHg）
- 21 日以内の消化管出血あるいは尿路出血
- 14 日以内の大手術あるいは頭部以外の重篤な外傷
- 頭蓋内腫瘍，脳動脈瘤
- けいれん
- 血小板減少（≦10 万/μL）
- 経口抗凝固薬内服中（PT-INR＞1.7）
- CT で広範な早期虚血性変化

発症からの時間に注意する.
- 発症 4.5 時間以内であれば t-PA の適応がある. 主幹動脈（内頸動脈または中大脳動脈 M1 部）の閉塞では，引き続き脳血管内治療（カテーテル治療）の適応もある. いずれも，投与が早ければ早いほど再開通率は高く，脳出血を合併するリスクも減少するため，時間内であっても可能な限り早く施行する体制の構築が望ましい（院内規定に従う）.
- 発症 4.5 時間を超えても，脳血管内治療は適応となり得る.

3）シンシナティ病院前脳卒中スケール

①顔面弛緩，②上肢の回内落下，③構音障害の 3 項目のうち 1 つでも陽性があれば，脳卒中の可能性は 72％以上.

Part 2 救急処置プロトコール

8. Japan Advanced Trauma Evaluation and Care(JATEC)

＜外傷初期診療ガイドライン＞

外傷患者の収容準備
＊スタッフの招集と情報共有，役割分担
＊蘇生用具と加温した輸液，各種モニター・ポータブルX線・エコーの準備
＊感染に対する標準予防策

第一印象
　話しかけながら気道閉塞（A），中枢神経障害（D）の有無を，前頸部胸部を見て呼吸（B）を観察，手で末梢の皮膚・脈を触れ，循環（C），体温（E）をチェック．
　➡収容されたら直ちに酸素・輸液・モニター装着・バイタルサインチェックを指示する．

Primary Survey
　以下の A（C）BCDE をチェック．

A：Airway & Cervical spine immobilization 気道確保と頸椎保護
　・リザーバー付フェイスマスクを用いて高濃度酸素投与を開始，もしくは継続．
　・気道閉塞の有無を評価（会話・発声ができるか？）．
　・気道閉塞の恐れがあれば，下顎挙上で気道確保．
　・用手法，エアウェイ挿入で確実な気道確保ができない，咽頭反射の消失，GCS≦8 なら気管挿管．
　・経口挿管は頸部を固定しながら行う．困難であれば外科的気道確保（輪状甲状靭帯穿刺，切開）．
　・頸椎カラーの装着（特に意識レベル低下，鎖骨より上部に外傷があるとき）．

B：Breathing 呼吸
　・頸部，胸部の視診・聴診・打診・触診で TAF 3X（超致死的胸部外傷）を探す．

TAF 3X

T	cardiac Tamponade	心タンポナーデ	心のう穿刺
A	Airway obstruction	気道閉塞	気道確保
F	Flail chest	フレイルチェスト	鎮痛と肺挫傷の治療，気管挿管
X	tension PTX (pneumothorax)	緊張性気胸	緊急脱気（第2肋間鎖骨中線）と胸腔ドレーン挿入
X	open PTX	開放性気胸	胸腔ドレーン挿入後，開放創閉鎖
X	massive HTX (hemothorax)	大量血胸	胸腔ドレーン挿入，開胸止血術

C：Circulation 循環

➡この時点までに胸部および骨盤X線を撮影しておく．

・出血性ショックになり得る原因を探すために「頻脈＋冷汗」がないか，腹部の圧痛やFAST，外表面上の損傷（シートベルト痕）や出血がないかを探す．

・高齢者，スポーツ選手，妊婦，β遮断薬やジゴキシン，Caチャネルブロッカーなどの服用者，低体温患者，ペースメーカー装着者などは頻脈を呈しにくいため注意が必要．

・外出血は圧迫止血する．

＜出血性ショックを疑った場合＞

・温めた細胞外液で上肢に静脈路確保（≧2ルート，≧18G），急速輸液（成人1-2L，小児20 mL/kg）．

・血圧を上げ過ぎると出血が増え予後が悪いためsBP80-90 mmHgを目指すPermissive hypotension（＝低血圧の容認）が推奨されている（ただし，頭部外傷や脊髄損傷では禁忌．脳循環が優先される）．

・出血源の検索：MAP（massive HTX, abdominal hemorrhage, pelvic fracture）を探せ；ポータブルX線（胸部・骨盤）とFAST（心窩部，モリソン窩，脾臓周囲，膀胱周囲，両側胸腔）．

・止血：輸液に反応しないnon responderは緊急止血術を最優先

する．胸腔内出血では緊急開胸止血術，腹腔内出血では緊急開腹止血術が原則第一選択．骨盤骨折に伴う後腹膜出血では動脈塞栓術，骨盤パッキング．

※MTP（大量輸血プロトコール）の仕組みがある施設では，プロトコールに従って ER 内に輸血の準備をしておく．

＜非出血性ショックの場合＞
・心タンポナーデ，緊張性気胸を探す（身体所見＋エコー）．脊髄損傷では神経原性ショックを来す．

D：Dysfunction of CNS　意識障害
・「切迫する D」：GCS≦8 の意識レベル，急激な意識レベル低下
　　　　　　　　脳ヘルニア徴候（瞳孔不同，クッシング徴候）.
・「切迫する D」がある場合は，気管挿管，脳外科コンサルト，バイタルサインが安定していれば secondary の最初に頭部 CT を行う．

E：Exposure and Environmental control
・全身の衣服を取り，創を確認．低体温の予防（輸液の加温，毛布）.

Secondary Survey
＊AMPLE
AMPLE に従い，現病歴と既往歴を聴取する．
➡切迫する D と判断し，バイタルが安定していれば CT へ．
Allergy（アレルギー歴）
Medication（内服歴）
Pregnancy & Past medical history（妊娠の有無と既往歴）
Last meal（最終食事時間）
Event & Environment（受傷機転・現場の状況）

高リスク受傷機転

高エネルギー外傷を示唆するキーワード（一見軽症そうでも油断しない‼）

- ・同乗者が死亡した車両事故
- ・車外に放出された車両事故
- ・車の高度な損傷を認める車両事故
- ・車に轢かれた歩行者，自転車事故・5 m 以上もしくは 30 km/h 以上の車に跳ね飛ばされた歩行者，自転車事故
- ・運転手が離れていた，もしくは 30 km/h 以上のバイク事故
- ・高所からの墜落〔6 m 以上または 3 階以上を目安〕
  ※小児：〔身長の 2-3 倍程度の高さ〕
- ・体幹部が挟まれた
- ・機械器具に巻き込まれた

Part 2 救急処置プロトコール

身体診察

身体診察は頭の先から足の先まで，すべての穴に指か管を入れ（背中も忘れない），視診，聴診，触診（打診も含む）の順に行う．

* **頭部・顔面**
- ➤頭蓋底骨折のサイン（パンダの眼，耳介後部の皮下出血，髄液耳・鼻漏→ダブルリング試験）
- ➤顔面骨骨折，咬合の状態
- ➤眼損傷の有無
- ➤耳鏡を用いて鼓膜も観察

* **頸部**
- ➤気管損傷，頸動静脈損傷，食道損傷，後頸部正中（棘突起）の圧痛
- ➤頸椎頸髄外傷を疑う症状所見あれば，頸椎 CT〔頸椎 X 線であれば 3 方向（正面・側面・開口位）〕を撮影

* **胸部**
- ➤胸部の視診・聴診・打診・触診とポータブル X 線の見直し
- ➤致死的胸部外傷（PATBED）は絵で覚えると覚えやすい

* **腹部**
- ➤FAST を繰り返し行う（凝血塊は黒いエコー像ではなく，まだらに輝いてみえる）
- ➤視診（膨隆は？），触診（腹膜刺激症状は？）
- ➤CT 検査に行く前に循環動態が安定していることを確かめる

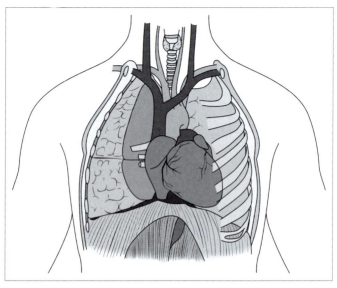

PATBED は絵で覚えると覚えやすい

PATBED（致死的胸部外傷）2X

Pulmonary contusion	肺挫傷
Aortic disruption	大動脈破裂
Tracheo-bronchial disruption	気道気管支断裂
Blunt cardiac injury	鈍的心外傷
Esophageal disruption	食道断裂
Diaphragmatic herniation	外傷性横隔膜ヘルニア
Pneumothorax	気胸
Hemothorax	血胸

＊骨盤/会陰
- ➢ 視診：下肢長差，骨盤部の打撲痕，変形，陰嚢血腫，外尿道口の出血
- ➢ 骨盤 X 線の見直し➡大きな骨折がなければ触診で痛みをチェック
- ➢ 直腸診：肛門括約筋反射，前立腺の高位浮遊，直腸壁の連続性，骨片

＊四肢
- ➢ 末梢動脈の拍動，感覚，運動を確認

＊背面
- ➢ log roll 法，flat lift 法（骨盤骨折などの場合）

＊神経
- ➢ 意識，瞳孔，麻痺，深部反射，「切迫する D」

FIXES（見落としをしないために）

Finger or tube into every orifice	耳鏡，直腸診，胃管，尿バルーン
iv，im	輸液，抗菌薬，破傷風予防，トランサミン
X 線	胸部，骨盤，他の X 線・CT 検査
12 誘導 ECG	
Splint	骨折に対してシーネ固定

参考文献

1) Gruen RL, Jurkovich GJ, Mclntyre LK, *et al.* Patterns of errors contributing to trauma mortality：lessons learned from 2,594 deaths. *Ann Surg Oncol.* 2006, 244（3）：371-380.

ER chat

外傷治療で陥りやすいミスは何ですか？

外傷診療の失敗の多くは非外科的な問題（気道管理の誤り，輸液・輸血などショック治療の誤り）であることが指摘されている．

9. 災害医療 （Disaster Medical Service）

　地震，台風，津波などの自然災害やテロ行為では，通常の医療能力を遥かに超えた多くの患者が病院に押し寄せる．このような災害時は病院も無事とは限らず，国からの十分な援助にも72時間は要する．災害医療初期対応では病院の残存機能を把握し，最初の72時間を乗り切ることが最初の目標となる．

1）災害本部の設置

　ERとは異なる病院内の一角に災害本部を設置し，災害現場との連絡，重症度別治療室の設置，医療従事者の役割分担，外部医療機関との連絡を行う．各部署との良好なコミュニケーションが要求される．

災害対策本部の役割

・0-24時間：災害対策本部設置を連絡し，職員を緊急招集
　　　　　　　押し寄せる多数の傷病者に備える
　　　　　　　病院に残された対応能力を把握する
・24-48時間：病院機能の復興と地域病院との連携
・48-72時間：被災していない地域の医療機関との連携

2）トリアージ

　災害発生後は2時間をピークとして多数の患者が来院するが，集中治療を要する本当の重症患者は，救出に時間がかかるため後から搬送されてくる．限られた資源を有効に使い，少しでも多くの患者を救命するためにトリアージは非常に重要である．

①トリアージエリアと赤（重症）・黄（中等症）・緑（軽症）の収容場所を設置する．
②すべての患者をトリアージエリアに誘導する．
③トリアージ責任者は上記の基準でトリアージを行う（一人当たり30秒以内）．
④トリアージタッグの管理
　医療事務員はすべての患者にタッグがついていることを確認する．
　　装着は左手＞右手＞左足＞右足＞首の優先度で

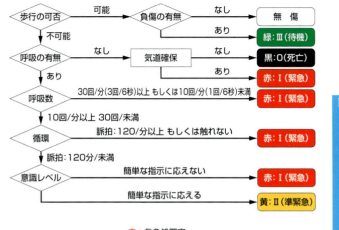

⑤二次トリアージ

外傷診療に準じて全身を診察し，最初のトリアージの精度を上げ，場合によっては区分を変更する．

黄タッグ患者に隠れた赤タッグ患者を見つけることが最重要．

3）救急室での処置

＊創傷は十分量の生理食塩水で洗浄する．
＊6時間以上経った，または汚染された創はデブリードマンを行い開放創とする．
＊建物の下敷きになっていたような患者ではcrush syndrome（高K血症，横紋筋融解症，急性腎不全，不整脈）に注意する．
＊生命に影響のない骨折はシーネ固定のみとする．
＊残された医療資源とのバランスを考慮して検査を行う．
胸部/頸部/骨盤/大腿のX線写真，血算/血液型，動脈血ガス分析，腹部超音波：FASTなどで効率よく検査を行う．

参考文献

1) Noji EK, Kelen GD. Disaster Medical Services. Emergency Medicine. 6th edition, Mc Graw-Hill, 2004.

2) 日本集団災害医学会 DMAT改訂版編集委員会. 改訂第2版DMAT標準テキスト. へるす出版, 2015.

Part 3

症状からのアプローチ

1. 失神
2. せん妄
3. 発熱
4. 咽頭痛
5. 頭痛
6. めまい
7. 視力障害
8. 胸痛
9. 呼吸困難
10. 咳
11. 腹痛
12. 吐血・下血

13. 嘔気・嘔吐
14. 下痢
15. 便秘
16. 腰痛
17. 浮腫
18. 発熱と発疹
19. 鼻出血と聴力障害
20. 四肢のしびれ
21. 血尿
22. 歩行障害
23. 排尿障害

1. 失　神（syncope）

鑑別診断

頻度の高い疾患	ER で見落としてはならない疾患
反射性失神：血管迷走神経性や状況性（＝排便，排尿，咳での失神）	不整脈（2 度/3 度 AV ブロック，SSS，VT，VF，上室性頻拍）
起立性低血圧（出血，貧血，脱水，薬剤）	心疾患（心筋梗塞，大動脈解離，大動脈弁狭窄症，心タンポナーデ），肺塞栓症
	神経学的疾患（椎骨脳底動脈循環不全，てんかん，鎖骨下動脈盗血症候群）
	大出血（腹部大動脈瘤破裂，子宮外妊娠）

ココをチェック

✓ ①**詳しい病歴**（何をしていたときに，どのような状況で失神を起こしたか，失神発作は初めてか，胸痛・息苦しさはあったか，心疾患・神経学的疾患の既往歴は）
②**基本的身体所見**
③**12 誘導 ECG だけで 50%は原因がわかる**.
危険な失神を予測するルールは数多い〔*Ann Emerg Med*. 2010, 56(4)：362-373.〕が，要約すると，以下の病歴と所見の確認が重要（該当項目が多いほど危険な失神の可能性が高い）.

✓ **危険な失神を示唆する病歴**
高齢，心疾患の既往，突然死の家族歴，危険な前駆症状（胸痛，背部痛，動悸），前駆症状のない突然の失神

✓ **必ず確認するべき所見**
バイタルサインの異常，心電図異常，急性冠症候群や心不全の徴候，貧血，便潜血

入院適応

- ●器質的心疾患〔虚血性心疾患，心不全，大動脈弁狭窄症（AS）〕
- ●不整脈や虚血を思わせる症状（胸痛，動悸，労作時の失神）
- ●ECG 異常（不整脈，虚血，AV ブロック，QT 延長，Brugada 症候群）
- ●新たに発症した脳卒中，神経学的 focal sign

☑ 臥位と立位 3 分後の血圧測定：20 mmHg 以上の収縮期血圧低
下なら**起立性低血圧あり**➡急性出血（消化管出血，子宮外妊娠）
や薬剤性（降圧薬，睡眠薬，前立腺肥大治療薬，解熱鎮痛薬）
を考慮する．

Part
3
症状からのアプローチ

Mini Lecture

〈Brugada 症候群〉

　図に示すような特徴的な心電図を示し，特発性の心室細動を呈する．

　失神やけいれんなどの症状で救急外来を受診し，初診時に12誘導心電図のV_1-V_3誘導で図のような所見を呈した場合は，Brugada 症候群の可能性を考慮し，上級医・循環器専門医へコンサルトする．**1肋間上げて**12誘導心電図とするとはっきりすることがある．

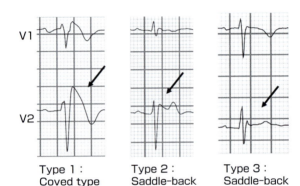

図　Brugada 型心電図

分類	心電図波形の特徴
Type 1	1）coved type の ST 上昇 2）J wave≧2 mm 3）ST 上昇≧2 mm
Type 2	1）saddle-back type の ST 上昇 2）J wave≧2 mm 3）ST 上昇≧1 mm
Type 3	1）saddle-back type の ST 上昇 2）J wave≧2 mm 3）ST 上昇＜1 mm

2. せん妄 (delirium)

鑑別診断

頻度の高い疾患	ER で見落としてはならない疾患
脳血管障害	敗血症
頭部外傷	心筋梗塞
薬剤（多くの薬剤がせん妄の原因となる）	髄膜炎/脳炎
低酸素（呼吸器疾患）	アルコール離脱症候群
低血圧（心不全，ショック）	
入院（環境の変化）	
痛み	
認知症	

ココをチェック

☑ せん妄とは，医学的な原因で**意識レベルが良くなったり悪くなったり変動**する急性の異常な精神状態を言う．

☑ ERでせん妄を来している患者の予後は悪いため，早期に発見する姿勢が大切である．

☑ せん妄状態にある患者からの病歴聴取は難しい．家族や同僚から，急性の発症なのか，随伴症状（発熱，頭痛，けいれん，息苦しさ，胸痛）があったか，既往歴，薬剤歴を聞く．

☑ 原因は大きく3つ

> ①中枢神経障害
> 　外傷，脳血管障害，髄膜炎/脳炎，脳腫瘍
> ②代謝障害・電解質異常
> 　肝性脳症，尿毒症，低酸素，低血圧，敗血症，脱水，中毒，高Na/低Na血症，高Ca血症，ビタミンB_1欠乏
> ③薬剤
> 　鎮静薬，β遮断薬，Ca拮抗薬，ステロイド，抗菌薬，抗ヒスタミン薬，H_2遮断薬，NSAIDs，麻薬，サイアザイド系利尿薬，抗うつ薬，アルコール

Part 3 症状からのアプローチ

☑ せん妄と認知症はしばしば混在する.

	せん妄	認知症
発症年齢	どの年齢でも	高齢者に多い
意識レベル	変動	安定
発症	突然	徐々に
バイタルサイン	異常	正常
幻視・幻聴	あり	まれ

〔*Emerg Med Clin North Am.* 2000, 18(2): 243-252.〕

☑ 高齢者が心筋梗塞, 感染症, 呼吸不全を起こしたとき, せん妄だけが唯一の症状という場合がある〔*N Engl J Med.* 2006, 354(11): 1157-1165.〕

☑ **アルコール離脱症候群➡疑ったら最終飲酒がいつだったか聞く.**
 ◇マイナー症状：振戦, 不安, 頻脈, 頻呼吸, 発汗, 嘔気嘔吐（断酒から6時間後）
 ◇離脱けいれん：強直性間代性けいれん（断酒後6-48時間）
 ◇離脱せん妄：幻視, 錯乱, 発汗, 血圧上昇, 発熱（断酒後数日-15日間）

☑ **Wernicke 脳症**

慢性アルコール中毒に伴うビタミンB_1欠乏により錯乱, 外眼筋麻痺, 運動失調を起こす. すべての症状がそろわないことも多い. 疑わしければ, すぐにチアミン100 mgを静注する（血中ビタミンB_1はERで結果が出ないことがあるため, **投与前に測定しておく**）.

Wernicke 脳症の Caine criteria

①栄養失調
②眼球運動障害
③小脳失調
④意識障害・記憶障害

2項目以上満たせばWernicke 脳症と診断

アルコール多飲者の意識障害

- 低血糖
- 肝性脳症
- 慢性硬膜下血腫
- 低 Na 血症（低 K, 低 Mg, 低 P の合併も多い）
- 脱水
- 敗血症

3. 発 熱 (fever)

鑑別診断

頻度の高い疾患	ERで見落としてはならない疾患
咽頭炎	敗血症
肺炎	心内膜炎
尿路感染症	細菌性髄膜炎
皮膚・軟部組織感染症	白血病
	発熱性好中球減少症 (FN)
	壊死性軟部組織感染症

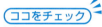

- [ ] 発熱の原因としては感染症が最も多い．患者の症状を詳しく聞き，身体所見を丹念にとれば感染症のフォーカスをかなり絞り込むことができる．

見逃しやすい感染症

●副鼻腔炎	●骨髄炎	●膿瘍
●心内膜炎	●前立腺炎	●髄膜炎
●胆管炎	●褥瘡	●カテーテル関連血流感染 (CRBSI)

ほとんどのウイルス感染症は10日以内に解熱する．

- [ ] **古典的不明熱**：38.3℃以上の発熱が3週間以上の間に何度かあり，3回の外来受診または3日間の入院精査で原因が明らかでないもの．
ERの不明熱：ERで精査して，原因がわからないもの．時間経過でわかることもあり，バイタルサインが安定して全身状態が良ければ，見落としてはならない疾患の除外と血液培養を採取して対症療法とすることもある．そうでないなら入院させたほうが無難である．

不明熱の原因

- **感染症**（肺外性結核，伝染性単核球症，膿瘍，HIV感染症）
- **悪性腫瘍**（悪性リンパ腫，白血病，腎細胞癌，肝癌）
- **膠原病/血管炎**（成人Still病，SLE，高安病，リウマチ性多発筋痛症）
- **その他**（薬剤，DVT，肺塞栓症，甲状腺機能亢進症，副腎不全 偽痛風）

✓ サプリメントを含めた，すべての薬剤歴を聴取しなければならない．薬剤性発熱は意外と多い．

薬剤熱 drug fever

- 発現機序は明らかでない．薬剤投与開始 1-2 週間での頻度が高いが，すでに感作を受けている場合は投与直後に発症することがある．また，数カ月-数年後に症状が出現する場合もある．
- 抗菌薬，抗癌薬，漢方薬，ワクチン，消炎鎮痛薬など多くの薬剤で認められる．
- 原因薬剤の投与中止．症状により投与を中止できない場合は，系統の異なる薬剤への変更を考慮する．

診察時の注意 !!

＊肝硬変で腹水が急激に増加した患者の原因不明の発熱では，特発性細菌性腹膜炎（腹水好中球＞250/ μL）を考慮する．腹膜炎であるが，**腹部所見が乏しいため注意する**．

＊免疫低下状態（癌，糖尿病，ステロイド内服，HIV 感染，血液透析，脾摘後）の発熱では重症化しやすい．

＊急激な経過であったり，会陰部（フルニエ壊疽）や広範囲の皮膚・軟部組織感染症を見たときは，壊死性筋膜炎を考慮する．疑った場合には迅速なデブリードマンが必要であり，外科コンサルトを躊躇せずに行う．

ER chat

診断が難しい心内膜炎，血管炎はどのように疑えばよいでしょうか？

心内膜炎では数 mm の結膜出血，心雑音，尿沈渣での円柱出現，Osler 結節（指尖部の有痛性結節），Janeway 結節，Roth 斑（中心が白い網膜出血），血管炎では多臓器不全，多発性単神経炎，palpable purpura，腹痛に特に注意が必要．

4. 咽頭痛 (sore throat)

鑑別診断

頻度の高い疾患	ER で見落としてはならない疾患
ウイルス性咽頭炎 (最多!!)	急性喉頭蓋炎
A 群 β 溶連菌感染性咽頭炎	扁桃周囲膿瘍
(成人 10%,小児 30%)	咽後膿瘍
伝染性単核球症 (*EBV*,サイトメ	Ludwig's angina
ガロウイルス)	急性心筋梗塞
	穿通性頸部外傷

ココをチェック

☑ ウイルス性と A 群 β 溶連菌感染性との鑑別は CDC criteria が有用

①扁桃の白苔,滲出液	③発熱
②前頸部の有痛性リンパ節腫脹	④咳が出ない

◇4項目該当　➡検査なしで,抗菌薬処方アモキシシリン〔サワシリン® 1,500 mg/日 (成人)〕

◇2-3項目該当➡迅速診断キット (感度 80-90%,特異度 90-100%) で検査を行い,陽性なら抗菌薬を処方

◇0-1項目のみ➡検査,抗菌薬は不要

咽頭痛の Red Flag

- 高熱を伴う咽頭の激痛 (唾を飲めない)
- 咽頭所見が軽度な割りに sick
- こもった声や Stridor
- 咳なし・軽度の咳のみ
- 前頸部に著明な圧痛

◇上記に該当する場合は,頸部側面 X 線 (軟部条件) を施行.Thumb sign (親指のような喉頭蓋腫脹) や Vallecula sign (喉頭蓋谷の消失) を確認したら,急性喉頭蓋炎を疑い直ちに上級医を call.

Part 3 症状からのアプローチ

◇ 不用意な咽頭診察は厳禁!!（極力刺激しない）

◇ 片側の扁桃腫大・発赤は，扁桃周囲膿瘍や腫瘍を疑う．頭頸部の結合組織間隙は疎なので感染が急速に進行する．上級医に相談し，頸部 CT・耳鼻科医コンサルトを考慮．

◇ 性的アクティビティーが高い患者では，HIV を鑑別診断に忘れてはならない．

◇ 血管リスクの高い咽頭痛は常に心筋梗塞を考える．

5. 頭 痛 (headache)

鑑別診断

頻度の高い疾患	ER で見落としてはならない疾患
片頭痛	クモ膜下出血
緊張型頭痛	髄膜炎
群発頭痛	緑内障発作
鎮痛薬の過量服用による頭痛	側頭動脈炎
	内頸/椎骨動脈解離

ココをチェック

次の Red Flag があれば二次性頭痛（クモ膜下出血，髄膜炎，緑内障，側頭動脈炎など）を疑う．

頭痛の Red Flag

- 生まれて初めての，ひどい頭痛
- 意識障害
- 項部硬直
- 側頭動脈の圧痛や硬結
- 脳神経学的異常（構音障害，片麻痺，異常反射，瞳孔不同）

☑ **クモ膜下出血**は生まれて初めてのバットで殴られたような頭痛が特徴で，1週間前に少量の出血に伴う軽度の頭痛（警告頭痛）があることもあり．脳底槽やシルビウス裂，大脳鎌の高吸収域（出血）に注意する．☞Part 4　クモ膜下出血（p122）

☑ クモ膜下出血を強く疑う頭部 CT で異常がみられないときは，腰椎穿刺で髄液を採取し，遠心して**キサントクロミー**の有無を確認する．

☑ **緑内障**では瞳孔辺縁が不整で拡大，対光反射（−），目の充血，視力低下が特徴である．外側方から角膜にライトを当てると，透過光が閉塞した隅角により遮断されることがある．

☑ 一般に**片頭痛**では**緊張型頭痛**に比べ頭痛の程度はひどく，日常生活や仕事にも影響が及ぶ．頭痛時の嘔気，視覚障害，光・音過敏症（頭痛時は暗くて静かな部屋を好む），トリプタン製剤の著効が特徴的であるが，片頭痛と緊張型頭痛の両方の症状を持つ頭痛もある．40歳を過ぎて片頭痛が初発することはなく，持

Part 3 症状からのアプローチ

続時間が 72 時間を超えることもない.
- ☑ 「最悪, 増悪, 突発」といった因子がいずれも陰性である場合は危険な頭痛の可能性はかなり低くなる.

6. めまい (vertigo/dizziness/presyncope)

鑑別診断

頻度の高い疾患	ER で見落としてはならない疾患
良性頭位性めまい症	小脳梗塞/出血
前庭神経炎	椎骨脳底動脈疾患
メニエール病	Wallenberg 症候群
片頭痛	脳幹梗塞
薬剤性	心疾患(不整脈,大動脈弁狭窄症,大動脈弁閉鎖不全)
精神的要因(ストレス,不眠)	

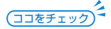

危険なめまいの Red Flag

- 高齢での初回発作(発作性頭位変換性めまいとしては非典型的)
- 頭痛や胸痛を伴う.
- 高血圧症,糖尿病,脂質異常症などの既往(血管リスク因子).
- 救急外来で安静にしていても高血圧が改善しない.
- 嘔吐が持続している(コーヒー残渣様嘔吐になるほどの嘔吐).
- 頭位を固定しても「めまい」が改善しない.
- 安静で経過観察後も歩行できない.
- 神経脱落症状を伴う(小脳症状,顔面の感覚低下,一側の脱落,構音障害).
- 垂直性の眼振が認められる.

	中枢性めまい	末梢性めまい
眼振の種類	垂直性,水平性,回旋性いずれも起こり得る	一部回旋性の水平性眼振
脳神経障害	(+)	(-)
歩行	かなり不安定,歩行によりしばしば転倒	不安定だが歩行は可能
難聴/耳鳴	(-)	(+)のことも

✓ 回転性めまい=末梢性めまいではない.めまいを訴える患者は必ずしもめまいではなく,あとから dizziness や presyncope を

訴えることもある．
- ✓ 貧血や心疾患〔不整脈，大動脈弁狭窄症（AS），大動脈弁閉鎖不全（AR）〕による dizziness や presyncope を必ず鑑別すること．「立ちくらみや意識がなくなる感じはありますか？」
- ✓ 末梢神経障害や筋疾患によるふらつき，視野障害をめまいと表現していることもある．50 歳以上の男性で高血圧，糖尿病，喫煙，脂質異常症など血管障害のリスクファクターがある場合には，脳梗塞や心筋梗塞を必ず考慮する．
- ✓ 椎骨動脈の解離では後頸部・後頭部痛から数日して脳幹，視床，大脳，小脳の虚血が起こる．**Wallenberg 症候群**（病側顔面の温痛覚消失，構音障害・嚥下困難，Horner 症候群＜眼瞼下垂，縮瞳，眼瞼裂狭小＞，反対側の体幹・四肢の温痛覚消失，よろめき歩行）が起こることもある．
- ✓ すべてのめまいは体動で増悪するが，**良性頭位性めまい症**は頭を動かすことで誘発されるのが特徴．めまいは 1 分以内に軽快するが頻回に発作は起こり，頭位変換からめまい発症までタイムラグがある（潜時）➡**Dix-Hallpike テスト**で診断し **Epley 法**で三半規管の耳石を除去する（YouTube にわかりやすい動画あり）．
- ✓ **メニエール病**は数時間続くめまいで難聴・耳鳴を伴う．診断は「繰り返す」ことが必要で，初発のめまいをメニエール病とは診断できない．既往がある場合は耳鼻科専門医による診断かどうかを確認し，真のメニエール病かどうかを確認する．
- ✓ **前庭神経炎**は上気道感染に続発（50％）し数日間続くことが多く，難聴・耳鳴は伴わない．眼振は常に一定方向の水平性眼振である．
- ✓ アミノグリコシド系抗菌薬やミノサイクリン（ミノマイシン®）もよくめまいの原因となる．
- ✓ 歩いて帰宅できない人は中枢性めまいの可能性があるため，可能なら MRI 検査まで施行し，検査が陰性であっても経過観察目的に入院を検討する．

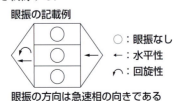

眼振の方向は急速相の向きである

7. 視力障害 (visual loss)

鑑別診断

頻度の高い疾患	ER で見落としてはならない疾患
白内障	脳血管障害
糖尿病性網膜症	急性閉塞隅角緑内障
一過性黒内障（TIA）	網膜中心動脈閉塞(血栓, 側頭動脈炎)
片頭痛	網膜中心静脈血栓症
黄斑変性（加齢による）	乳頭浮腫（頭蓋内圧亢進）
網膜剥離	高血圧性脳症
視神経炎	外傷性視神経管損傷

ココをチェック

☑ 詳しい病歴（突然の視力障害か, 徐々に進行してきたのか, 一過性か, 頭痛・眼痛・嘔気は伴うか, 複視・構音障害・めまい・しびれ・麻痺など脳神経障害を疑う症状はあるか, 心疾患・神経学的疾患の既往歴は）をとる.

☑ 眼底, 神経学的検査を含む身体所見（対座試験で視野も調べる）

☑ 瞳孔辺縁が不整で散大, 対光反射（−）, 眼の充血, 視力低下は急性閉塞隅角緑内障を示唆する.

☑ 突然の持続的視力喪失は眼科への迅速な紹介が必要である.

☑ **単眼視での複視は眼疾患, 両眼視での複視は神経筋疾患を示唆する.**

複視（両眼視）の鑑別診断

●脳幹部の脳血管障害	●海綿静脈洞症候群
●脳腫瘍	●多発性硬化症
●内頚動脈瘤（動眼神経障害）	●バセドウ病
●重症筋無力症	
●ギランバレー（フィッシャー）症候群	

☑ 急速（数日間）に進行する動眼神経障害（複視, 瞳孔不同, 眼瞼下垂）は内頚動脈瘤を疑い, MRA や頭部 CT アンギオの適応について上級医と相談する.

☑ 眉毛部の外傷＋視力障害では外傷性視神経管損傷を疑う.

Part 3 症状からのアプローチ

8. 胸　痛 (chest pain)

鑑別診断

頻度の高い疾患	ER で見落としてはならない疾患
狭心症	心筋梗塞/不安定狭心症
気胸	大動脈解離
逆流性食道炎	肺塞栓症
肋軟骨炎	緊張性気胸
肋骨骨折	食道破裂
肺炎・胸膜炎	

ココをチェック

☑ バイタルサインは安定しているか？

☑ 心血管系疾患のリスクファクターがあるか？

- ●年齢（男性＞45歳, 女性＞55歳）
- ●高血圧
- ●喫煙
- ●脂質異常症
- ●糖尿病
- ●第一親族に若くして虚血性心疾患の既往

☑ 突然発症の胸痛でリスクファクターがあれば，まず心筋梗塞，大動脈解離から疑う．女性，高齢者，糖尿病患者では非定型的症状でも心筋梗塞の可能性を考えること．

☑ 突然発症の引き裂かれるような胸痛，背部痛，移動する痛み，上肢の血圧に左右差あり，胸部 X 線で上縦隔の拡大があれば**大動脈解離**を疑う．

☑ 心電図は以前のものと必ず比較する．手に入るなら，前医やかかりつけ医より心電図を FAX などで送ってもらう．

☑ 指一本で痛いところが示せる胸膜刺激痛や圧痛があれば，虚血性心疾患である可能性は低くなるが，否定はできない．

☑ **肋骨骨折，肋軟骨炎**には圧痛点がある．

9. 呼吸困難 (dyspnea)

鑑別診断

頻度の高い疾患	ER で見落としてはならない疾患
慢性閉塞性肺疾患（COPD）	うっ血性心不全
気管支喘息	気道狭窄
肺炎	（緊張性）気胸
間質性肺炎	肺塞栓症
過換気症候群	貧血

ココをチェック

☑ **心疾患，呼吸器疾患の既往**があるかを確かめる．バイタルサイン，意識レベルの変化，胸痛，動悸，咳，痰はあるか？

☑ 突然の呼吸困難なら**気道狭窄，気胸，肺塞栓症**をまず考える．

☑ 肋骨骨折後に急速な呼吸困難＋血圧低下があれば，**緊張性気胸**により縦隔が偏位し心拍出量が低下しているのかもしれない．このようなケースでは胸部X線写真を撮る時間もない➡胸部を打診し，鼓音のある側の第2肋間鎖骨中線の肋骨上縁から18ゲージ以上の太さの針を挿入する．緊張性気胸があれば，シューという空気の抜ける音とともに患者の血圧は上昇する．

☑ **気道狭窄**では吸気時に stridor が聞かれるが，大人は stridor が出にくい．"stridor がないから気道狭窄はない"との認識は誤り．また中等度以上の喘息では，吸気時も呼気時も喘鳴が聴こえる．

☑ **うっ血性心不全**では発作性夜間呼吸困難（就寝1時間後に息苦しくなり目が覚めるが，起座位になると呼吸が楽になる），呼気時喘鳴（**50歳以上，気管支喘息の既往がない人に喘鳴があればうっ血性心不全を疑え**），心筋梗塞や高血圧の既往，S3/S4，頸静脈怒張，下腿浮腫が特徴的である．

☑ **突然発症の原因不明の呼吸困難＋低酸素血症＋頻脈＋胸部X線写真にほとんど異常がない**場合は肺塞栓症を鑑別診断に入れる必要がある． ☞Part 4　肺塞栓症（p155）．

☑ バイタルサインのなかで呼吸数が最も予後予測に重要であり，SpO_2は呼吸数とセットで評価する（例：呼吸数16回/分のSpO_2 96％と呼吸数30回/分のSpO_2 96％は意味が全く異なる）．

Part 3　症状からのアプローチ

10. 咳 (cough)

鑑別診断

頻度の高い疾患	ER で見落としてはならない疾患
上気道炎	心臓喘息（左心不全）
肺炎	気道内異物（ピーナッツ）
ACE 阻害薬	結核
慢性閉塞性肺疾患（COPD）	気管支に浸潤する癌

ココをチェック

- ☑ 急性（＜3 週間）ならば**上気道炎，急性副鼻腔炎，肺炎，左心不全**をまず考える．喘息，逆流性食道炎，慢性副鼻腔炎，COPD，ACE 阻害薬，結核，気管支に浸潤する癌も長びく咳の原因となる．

- ☑ 大人でも**百日咳**（咳の後の嘔吐が特徴的）が 3-8 週間続く咳の原因であることがある．

- ☑ 原因不明の体重減少や熱，寝汗，アルコール乱用があれば**結核**の可能性を考えるべきである．

- ☑ 片側で聴取される stridor は**気道内異物**や**気管支に浸潤する癌**により局所的に気道狭窄が起こっている可能性あり．

- ☑ 副鼻腔炎や鼻炎に伴う鼻汁や後鼻漏が気道を刺激し，「咳」を主訴とすることがある．

- ☑ **咳喘息**は上気道感染後の気道過敏や冷たい空気の吸入が刺激で起こる．
  処方例：アドエア® 250 ディスカス 1 日 2 回吸入

- ☑ **逆流性食道炎**では胸焼け，胃酸，呑酸，背部痛，咽頭痛があることもあるが，咳以外の症状が全くないこともある．
  処方例：ランソプラゾール（タケプロン®）30 mg/日　経口

11. 腹 痛 (abdominal pain)

鑑別診断

頻度の高い疾患	ERで見落としてはならない疾患
腹部全体	
過敏性腸症候群	消化管穿孔
膵炎	上腸間膜動脈閉塞症
便秘症	
ヘルニア	
心窩部	
初期の虫垂炎	腹部大動脈瘤
胃潰瘍	心筋梗塞
胆嚢炎	
右上腹部	
十二指腸潰瘍	
総胆管結石	
肝膿瘍	
横隔膜下膿瘍	
Fitz-Hugh-Curtis 症候群	
左上腹部	
膵炎	大動脈解離
脾梗塞	
横隔膜下膿瘍	
右下腹部	
虫垂炎	大腿ヘルニア嵌頓
尿路結石	閉鎖孔ヘルニア
憩室炎	子宮外妊娠
回盲部炎	精巣/卵巣捻転
	十二指腸潰瘍穿孔
左下腹部	
大腸癌	大腿ヘルニア嵌頓
尿路結石	閉鎖孔ヘルニア
虚血性腸炎	異所性妊娠
潰瘍性大腸炎	精巣/卵巣捻転

Part 3 症状からのアプローチ

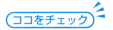

ココをチェック

- [x] 詳細な病歴聴取と身体診察が重要.

> - **痛みの性状は？** 突然発症か？ 悪化しているのか，楽になっているのか？ 今より痛いときがあるか？ 今より楽なときがあったか？ ➡OPQRSTで漏れなく確認
>   O：Onset（発症様式）
>   P：Palliative/Provocative factor（増悪・寛解因子）
>   Q：Quality/Quantity（症状の性質）
>   R：Region/Radiation/Related symptom（場所・放散の有無，関連症状）
>   S：Severity（強さ）
>   T：Temporal characteristics（時間経過，日内変動）
> - **最終排便・排ガスは？**
> - **下痢・嘔吐は？**
> - **経口摂取は可能か？ 疼痛との関連は？**
> - **月経歴，性交歴，妊娠の可能性は？** 腹痛の原因診断に重要であることを伝えたうえで聴取する．これらの問診は異所性妊娠や骨盤腹膜炎，卵巣出血を考えるうえで重要である．
> - **手術歴は？** 癒着性イレウスの可能性
> - **高血圧・糖尿病・心房細動・心血管疾患の既往は？** 血管疾患（腹部大動脈瘤，上腸間膜動脈閉塞，腎梗塞）の可能性
> - **既往歴・飲酒歴は？**

- [x] 腹部の身体診察は丁寧に施行する（熟練した外科医にしかわからない反跳痛や筋性防御がある）．
- [x] 重篤な腹膜炎があっても高齢者・精神病患者・肥満者・脊髄損傷患者では腹膜刺激症状を呈さないことがある．
- [x] **必ずパンツを脱がせ**，大腿ヘルニアや精巣捻転（精巣挙筋反射を確認）をチェックする．
- [x] 女性の腹痛は子宮外妊娠をまず鑑別に挙げ，片側性なら卵巣捻転，両側性なら骨盤内炎症性疾患（PID）を次に疑う．
- [x] 血管疾患の危険因子を持つ場合は必ず**腹部大動脈瘤**や**上腸間膜動脈閉塞症**から考える．
- [x] 高齢・痩せ型・多産女性の「右（左）下腹部痛」や「股の付け根が痛い」「大腿内側のしびれ」では**閉鎖孔ヘルニア**を疑い，恥骨レベルまでCTを行う．

☑ 高齢者や女性は便秘でも激しい腹痛を訴え，救急搬送されることがある．

☑ 腹部エコーを積極的に活用する．

腹部エコーのチェックポイント

- 腹部大動脈瘤はないか
- 上腸間膜動脈の血流があるか（ドップラーを利用）
- 卵巣嚢腫はないか
- 腹水はないか
- 胆嚢壁の肥厚はないか
- 総胆管・肝内胆管の拡張はないか
- 水腎症はないか
- 膀胱内の顕著な尿貯留はないか（高齢者では尿閉でも激しい腹痛を呈する）

☑ 側腹部痛で尿路結石を疑う場合は，必ず腹部エコーで**水腎**と**腹部大動脈瘤**をチェック．腎盂の拡張がなく不整脈（心房細動）や動脈硬化がある場合は**腎梗塞**も鑑別にしなければならない（70歳以上の尿路結石は珍しい）．

☑ 腹部以外の疾患として，**急性心筋梗塞・肺炎（レジオネラ）・糖尿病性ケトアシドーシス**を忘れない．

12. 吐血・下血 (hematemesis・hematochezia)

鑑別診断：吐血

頻度の高い疾患	ER で見落としてはならない疾患
消化性潰瘍	食道静脈瘤
出血性胃炎	Dieulafoy 病変
Mallory-Weiss 症候群	腹部大動脈瘤破裂
胃癌	大動脈解離
食道炎	
食道癌	

鑑別診断：下血

頻度の高い疾患	ER で見落としてはならない疾患
痔	腸重積
大腸ポリープ	炎症性腸疾患（潰瘍性大腸炎,
憩室炎	クローン病）
虚血性腸炎	大腸癌
感染性腸炎（赤痢菌，カンピロ	上腸間膜動脈閉塞症
バクター，サルモネラ，O157)	腹部大動脈瘤破裂
血管拡張症	大動脈解離

ココをチェック

- ☑ まずバイタルサインをチェックする．収縮期血圧＜80 mmHg ならば，すぐに 18 ゲージ以上の太さの静脈留置針で 2 ルート血管を確保し，生理食塩水を急速滴下する．
- ☑ **収縮期血圧＜100 mmHg ならば 30%，**臥位と比較して**座位 3 分後の収縮期血圧が＞20 mmHg 低下すれば 20%の循環血液量不**足がある．
- ☑ タール便は通常は上部消化管出血を意味するが，下部消化管からの出血のときもある．
- ☑ 喀血と吐血の鑑別には尿試験紙で pH を調べればよい．喀血ならアルカリ性，吐血なら胃液が混入するため酸性になる．
- ☑ 何時間前に吐血したのか（量は？　色は？　腹痛は？），消化管

出血や肝疾患の既往はないか，NSAIDs 内服中か．

☑ 多量の消化管出血があっても症状はめまい，ふらつきだけのこ
ともある．

☑ **急性の消化管出血があった場合，ヘモグロビン値は低下してい
ないことがある**ため，ヘモグロビン値で評価せずバイタルサイ
ン（頻脈や血圧低下）の変化に敏感になるべきである．

☑ 上部消化管出血の疑いがあるが明らかではないときは，NG
チューブを入れて生食で胃を洗浄してみる．活動性出血があれ
ば洗浄液から持続的に出血が確認できる．

☑ **上部消化管出血は下部消化管出血よりも死亡率が高い**．

Part 3 症状からのアプローチ

ER chat

BUN/Cre 比は？

BUN/Cre＞20 ならば消化管出血の可能性がある．ただし脱水，
異化亢進，ステロイドホルモン使用によっても BUN/Cre 比は上
昇する．BUN 単独でも 18.2 mg/dL を超えてくると，上部消化管
出血の可能性が高まる〔*Am J Emerg Med.* 2012, 30（5）：673-
679.〕．

Mini Lecture

〈貧血の鑑別診断〉

正球性貧血は多くの疾患で起こるので，鑑別診断の助けには
ならない．

大球性（MCV＞100 fl）
・ビタミン B_{12}/葉酸欠乏
・肝疾患
・アルコール依存症
・網状赤血球増多症（溶血性貧血，TTP）
・骨髄異形成症候群（MDS）
・甲状腺機能低下症

小球性（MCV＜80）
・鉄欠乏性
・慢性疾患（RA など）における貧血
・鉄芽球性貧血
・サラセミア

破砕赤血球
・DIC
・HUS/TTP
・心臓人工弁による溶血
・血管炎
・悪性高血圧

13. 嘔気・嘔吐 (nausea and vomiting)

鑑別診断

頻度の高い疾患	ER で見落としてはならない疾患
消化性潰瘍	脳血管障害（頭蓋内圧亢進）
イレウス	急性膵炎
急性肝炎	心筋梗塞
胆嚢炎	尿毒症
急性虫垂炎	糖尿病ケトアシドーシス
めまい	
急性胃腸炎	

ココをチェック

- ☑ 若い女性では**妊娠**の可能性を常に考える．妊娠悪阻：妊娠早期に出現する．空腹時にひどい嘔気，嘔吐を呈し，食事で改善する．ビタミン B_6 の注射も有効．

- ☑ 意識障害，片麻痺，構音障害，高血圧があれば**脳血管障害**の可能性が高い．

- ☑ 朝に起こる嘔吐は**尿毒症，アルコール性胃炎，妊娠**でみられる．食事をしてすぐの嘔吐は，胃癌などによる**幽門狭窄**や糖尿病神経障害による**胃麻痺，拒食症**が原因かもしれない．

- ☑ **イレウス**では食後しばらくして嘔吐が起こり，便臭のある吐物を吐く．

- ☑ 吐血があれば**消化性潰瘍，胃癌，食道静脈瘤破裂，Mallory-Weiss 症候群**を考慮し血管の確保と緊急内視鏡検査の適応を考える．

- ☑ 腹痛より嘔気・嘔吐が先行するときは**急性虫垂炎**は否定的である．（Cope's Early Diagnosis of the Acute Abdomen. 22nd ed. 2010, p73.）

- ☑ **めまい**があれば眼振を調べ，中枢性めまいか末梢性めまいかの鑑別を行う．☞ Part 3 めまい（p73）

- ☑ ジギタリス中毒，抗癌薬，抗不整脈薬，血糖降下薬による低血糖では嘔気・嘔吐を起こすことがある．

- ☑ 虚血性心疾患のリスク（高血圧，糖尿病，喫煙者，脂質異常症，

Part 3 症状からのアプローチ

男性）のある患者では**心筋梗塞**を考慮し心電図が必要である．

治療

メトクロプラミド（プリンペラン®）
プロクロルペラジン（ノバミン®）
ハロペリドール（セレネース®）
オンダンセトロン（ゾフラン®）――抗癌薬使用時のみ

ER chat

上記薬剤のメカニズムは？

・嘔吐は，延髄の嘔吐中枢が①消化管，②脳幹・大脳皮質，③前庭神経，④延髄の chemoreceptor trigger zone（CTZ）から刺激を受けることにより生じる．
・プリンペラン® は①に作用し，胃の蠕動運動亢進により食物の胃部停滞をなくす．ノバミン®，セレネース® は②への作用，ゾフラン® はセロトニン 5-HT_3 レセプターを阻害して①，④で嘔吐を抑制する．

14. 下 痢 (diarrhea)

鑑別診断

頻度の高い疾患	ER で見落としてはならない疾患
急性腸炎	炎症性腸疾患（クローン病，潰瘍性大腸炎）
過敏性腸症候群	偽膜性腸炎
薬剤（抗菌薬, NSAIDs, アルコール）	細菌性腸炎

ココをチェック

☑ 下痢の期間が2週間以内の急性下痢なら検査は不要.

☑ **次の症状があれば検査（CBC，生化，便潜血，便培養，CD 毒素）が必要**である．抗菌薬が必要なことがある.

- ●＞38.5℃の発熱
- ●血便
- ●脱水
- ●ひどい腹痛
- ●免疫力の低下している患者

☑ ノロウイルスによる下痢のoutbreakは多いが，対症療法のみで十分である.

☑ 海外渡航歴の聴取は重要である.

☑ 下痢が就寝中にも起こる場合は，**器質的疾患**がある可能性が高い.

処方例

　原則，対症療法で十分である．止痢薬や抗菌薬を要する場合は，重症感が強いなどの根拠があるはずで，上級医と相談のうえ検討する.

1）止痢薬（細菌性腸炎が疑われる際は使用しない）

　　ロペラミド（ロペミン®）　1 mg　分1

2）抗菌薬（上記症状があり赤痢菌，サルモネラ，カンピロバクターを疑うとき）

　　シプロフロキサシン（シプロキサン®）600 mg　分3　5日間

　　※O157には抗菌薬を使用しない.

　　※カンピロバクターはニューキノロン耐性であることが多い

　　　→アジスロマイシン（ジスロマック®）500 mg　分1　3日間

　　※症状が強い場合は入院も考慮する

15. 便 秘 (constipation)

鑑別診断

頻度の高い疾患	ER で見落としてはならない疾患
過敏性腸症候群	大腸癌
薬剤（抗コリン薬，抗うつ薬，Ca製剤，鉄剤，制酸剤，Ca拮抗薬，NSAIDs，麻薬）	電解質異常（高 Ca，低 K）
	イレウス
肛門痛（痔，裂肛）	
糖尿病	
甲状腺機能低下症	
うつ病	

ココをチェック

- ☑ 便秘とは，本来，体外に排出すべき便を十分かつ快適に排出できない状態である．
  - ➡ したがって，毎日便が出ていても十分量出ていなければ便秘たり得る．
- ☑ 便秘は診断が容易な割に治療がしばしば困難なときがある．
- ☑ 体重減少，＞50 歳，血便，最近便が細くなったとの訴えがあれば**大腸癌**を疑う．
- ☑ 1 回でも便潜血が陽性であれば大腸ファイバーを勧め，専門外来を受診する機会を設定する．
- ☑ 発熱，びまん性腹痛，嘔吐があれば腹部 X 線写真（立位と臥位）で**イレウス**の鑑別診断をする．立位ができない場合は，左側臥位で撮影する．
- ☑ 下痢・便秘の繰り返し，またはウサギのようなコロコロ便，軟便，粘液便，腹部膨満感，残便感，排便による症状の改善は**過敏性腸症候群**を疑う症状である．
- ☑ 多くの**薬剤**が便秘を起こす原因となる．サプリメントを含めた詳細な薬剤歴と食物繊維の摂取状況は必ず聞くこと．
- ☑ 排便が週 2 回以下で慢性の便秘があれば，原因は**結腸の運動低下**である．
- ☑ 若い女性の便秘は冷え性に起因することが知られている．排便

すると解熱してしまうため，冷え性を改善しないとうまく排便が得られないためである．その際は手足の温庵や桃核承気湯などの漢方薬が著効することがある．

☑ 毎日排便があっても量が少ないと，宿便となって腹痛を来すことがある．閉塞や狭窄機転がないかを確認する．

☑ 異所性妊娠や腹部大動脈瘤破裂で**骨盤内出血**を起こすとひどい便意を催すことがあるが，排便は得られない．

☑ 便秘は頻度が高いが，安易な診断は厳に慎むべきである．

ER chat

正常人の便の回数は？

正常人の99％の便通は週3回以上，1日3回以下とかなり幅がある．

ER chat

ニボーでの小腸と大腸の鑑別点は？

・画像上，小腸ではケルクリングのヒダを有する拡張した小腸ガス像が見られるが，大腸ではハウストラが見られる．また，ニボーの出現している位置や数が解剖学的に大腸の走行と一致するかどうかも参考となる．

・エコーではケルクリングのヒダが拡張した腸管内に見え，piano key sign を呈する．To and flo sign は，まだ腸蠕動があることを示すもので，腸管内容物が行ったり来たりする動きである．絞扼して虚血となってしまうと，to and flo sign が見えなくなることがある．

Part 3 症状からのアプローチ

16. 腰　痛 (low back pain)

鑑別診断

頻度の高い疾患	ER で見落としてはならない疾患
疲労性腰痛（これが最も多い）	癌の転移・多発性骨髄腫
椎間板ヘルニア	化膿性脊椎炎
脊柱管狭窄症	硬膜外膿瘍
脊椎すべり症	腸腰筋膿瘍
骨粗鬆症	腎盂腎炎
圧迫骨折	急性膵炎
尿路結石	大動脈解離
	腹部大動脈瘤
	腎梗塞

ココをチェック

次の Red Flag があれば重大な病気を疑う.

- 癌の既往
- 臥位でも軽快しない腰痛
- 体重減少
- 発熱
- 膀胱・直腸障害
- 貧血
- 1 カ月以上続いている，治療で改善しない腰痛

- ☑ 発熱＋腰痛では血液検査を実施すること. 化膿性脊椎炎や硬膜外膿瘍，腸腰筋膿瘍の診断の大切な手がかりとなる.
- ☑ **椎間板ヘルニア**の 95％ は L5 と S1 の神経根が関与する. straight-leg raising test が陽性となる. L5 が傷害されると母趾背屈力が低下する. S1 が障害されるとアキレス腱反射が消失し，つま先立ちができなくなる.
- ☑ **疲労性腰痛**では NSAIDs や筋弛緩薬を定期的に服用させ，腰用ベルトを巻くなど対応法を教え，痛くてもできるだけ日常生活を続けるようにアドバイスする（安静にすると回復が遅くなる）.
- ☑ 排尿・排便障害，臀部知覚障害，下肢筋力低下があれば**馬尾症候群**を疑う.

17. 浮 腫 (edema)

鑑別診断

頻度の高い疾患	ER で見落としてはならない疾患
右心不全	蜂窩織炎
肝硬変	深部静脈血栓症（DVT）
静脈不全	ネフローゼ
薬剤（NSAIDs, ステロイドホルモン, Ca拮抗薬, エストロゲン）	粘液水腫

ココをチェック

☑ **片側下肢の浮腫**は通常，血管やリンパの流れが悪くなることにより起こる．**蜂窩織炎，深部静脈血栓症（DVT）**をまず考え，悪性リンパ腫などによる**鼠径リンパ節腫大**がないか触診で確認する．

☑ 蜂窩織炎はエントリーとなる外傷や白癬がないか，DVT はエコーで大腿静脈を圧迫（Compression test）し，血管が容易につぶれるかを確認する．

☑ **両側下肢の浮腫**は**右心不全，肝硬変，ネフローゼ，低アルブミン血症，骨盤内腫瘍**で起こる．

☑ 急速な体重増加を伴う場合は心不全を疑う．

☑ **粘液水腫**の浮腫は前脛骨部を押しても陥凹しないことが特徴である（non-pitting edema）．

☑ **静脈不全**は下腿潰瘍，足関節や前脛部の色素沈着が特徴である．

☑ **NSAIDs** は腎血管を収縮させるため腎機能を低下させる．

治療

①塩分制限
②下肢の挙上（座布団を下腿の下に敷き就寝）
③原疾患の治療
④弾性ストッキング
⑤利尿薬（副作用：低 K 血症，脱水）

・浮腫の改善を図るのに，安易な利尿薬の使用は，高齢者の転倒を助長するため慎む．

Part 3 症状からのアプローチ

18. 発熱と発疹 (fever and rash)

鑑別診断

頻度の高い疾患	ERで見落としてはならない疾患
ウイルス感染症（麻疹，風疹，水痘）	敗血症
薬疹	心内膜炎
結節性紅斑	Toxic shock syndrome（TSS）
多形紅斑	壊死性筋膜炎
	髄膜炎菌菌血症
	Stevens-Johnson 症候群
	中毒性表皮壊死症（TEN）

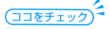

- [ ] 何度も皮膚科アトラスを見て典型的な皮疹のパターンを覚えることが重要である．

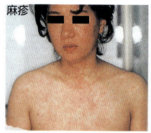

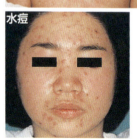

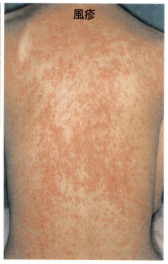

（中村猛彦，他．救急外来皮膚診療スキルアップ．シービーアール．2005, p103, 111, 114 より引用）

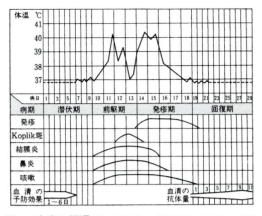

図1　麻疹の経過（中山健太郎. 小児科学. 文光堂. 絶版）

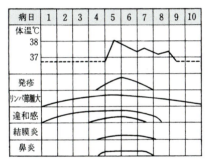

図2　風疹の経過（中山健太郎. 小児科学. 文光堂. 絶版）

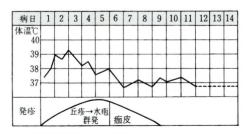

図3　水痘の経過（中山健太郎. 小児科学. 文光堂. 絶版）

- 敗血症を疑ったら必ず**血液培養 2 セット**をとること.
- **心内膜炎**は心雑音,結膜出血,指尖の Osler 結節,眼底の Roth 斑が特徴的である.
- **Toxic shock syndrome（TSS）**は黄色ブドウ球菌,A 群 β 溶連菌により起こり,血圧低下や多臓器不全を伴う.
- **壊死性筋膜炎は好気性菌と嫌気性菌の混合感染,または A 群 β 溶連菌により急速に筋膜の壊死が進行する.** 外科医による迅速なデブリードマンが救命には最重要.
- **髄膜炎菌菌血症**では急性の副腎不全を起こすことがある（Waterhouse-Friderichsen 症候群）.
- **Stevens-Johnson 症候群,中毒性表皮壊死症（TEN）**では原因薬剤の中止をすぐに行う.
  ［原因薬剤］抗菌薬,解熱鎮痛薬,抗てんかん薬,痛風治療薬,消化性潰瘍治療薬など
- 他に救急室で注意すべき発疹として次のものがある.

紫斑（purpura）

◇ 皮膚を圧迫して色の消退があれば紅斑,なければ紫斑である.
◇ 直径＜3 mm のものは点状出血,＞3 mm なら斑状出血と呼ばれ血小板減少時に出現する.
◇ 紫斑は **DIC,HUS/TTP,髄膜炎菌菌血症,淋菌菌血症,ウイルス疾患**でも見られる.髄膜炎菌菌血症では非常に急速に紫斑が全身に広がる.
◇ 隆起した紫斑（palpable purpura）は**血管炎**で見られる.

小水疱（vesicle）

◇ 帯状疱疹で鼻部に水疱がある場合は,同側の眼に角膜炎,ブドウ膜炎,緑内障などの重大な病気を起こす可能性がある（Hutchinson's sign）➡すぐ眼科医に相談する.

ER chat

抗菌薬投与前に血液培養採取が必要ですか？

抗菌薬を投与してしまってからでは菌の検出率は著しく下がる.敗血症を疑ったら,ER で静脈から 2 セット（好気性,嫌気性菌用ボトルが計 4 本必要）血液培養を採取する.

19. 鼻出血と聴力障害 (epistaxis and hearing loss)

鑑別診断：鼻出血

頻度の高い疾患	ER で見落としてはならない疾患
特発性外傷	後鼻出血
抗血小板薬・抗凝固薬内服中	腫瘍

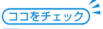

✓ ほとんどは血管の集まるキーゼルバッハ部位からの出血である．

処置

① 患者を座らせて血液がのどに垂れ込まないように前傾させ，口に出た血液はトレイに吐き出させる（血液を飲み込むと嘔気・嘔吐が起こる）．

② 患者に自分の鼻翼（鼻根部ではない！）を 10 分間つまんでもらう（10 分間は決して圧迫をゆるめない）．

③ ほとんどはこの処置で止血されるが，出血が続くときはリボンガーゼを鼻腔に詰める．
- 2-3 cm 幅のリボンガーゼを患側に 120-150 cm 相当詰められるよう準備する．
- マスクやフェイスシールドなど防護具を使用する．
- 耳鼻科ユニットがないときは，鼻腔内の麻酔にリドカインゼリーなどを使用してもよい．
- 鼻鏡を用いて出血点が前方にあるのを確認する．
- リボンガーゼの表面にワセリンを薄く塗っておき※，鼻腔内に奥からゆっくり挿入する．
- 挿入したガーゼに 5,000 倍希釈エピネフリンを染み込ませると，止血効果がさらに高まる．
- 圧迫が弱いときには健側の鼻腔にも詰めると効果的である．

④ 15-30 分後に咽頭に血液の垂れ込みがないか，開口させ確認する．詰めたガーゼは，数日以内に耳鼻科受診させ除去するよう指示する．帰宅させる際は鼻いじりや鼻をかむ，アルコール摂取をしないよう指導する．

⑤ これでも止血が得られないときは耳鼻科医を call.

⑥ 後鼻出血では後方パッキング※※が必要なこともある．

※ワセリンを塗布しておくと，除去するときに再出血を来しにくい.
※※後方パッキング：前鼻孔から尿道カテーテルバルーンを挿入し，咽頭まできたら約 10 mL の水を注入する．カテーテルを引き上げると水でふくれたバルーンでパッキングされる.

鑑別診断：聴力障害

頻度の高い疾患	ER で見落としてはならない疾患
老人性難聴	突発性難聴
中耳炎	
騒音	
薬剤(アミノグリコシド系抗菌薬, フロセミド，シスプラチン)	

ココをチェック

☑ **突発性難聴**では突然，高度の感音難聴が通常片方の耳に起こる．原因は不明．耳鳴りやめまいを伴うこともある．ステロイドや高気圧酸素療法が有効なこともあり，耳鼻科医への早期のコンサルトが必要である.

Mini Lecture

〈顔面神経麻痺〉

・顔面神経は最もよく麻痺を起こす末梢神経である．突然の片側性顔面神経麻痺の原因として，最も頻度が高いのは脳血管障害と Bell 麻痺である．

・前額部の筋肉は両側性支配であるため，額のしわ寄せができなければ末梢性（または橋）の障害と診断できる（橋に病変があれば通常は失調，知覚障害，眼振などを伴う）．

・まず中枢神経疾患，中耳炎，Ramsey Hant 症候群を除外する．

明らかな原因のない末梢性顔面神経麻痺（Bell 麻痺）の治療

①プレドニゾロン

$\quad$ 1 mg/kg　7 日間のみ（tapering 不要）経口

単純ヘルペスウイルスが原因と考えられるとき

②バラシクロビル（バルトレックス®）

$\quad$ 1,000 mg　分 2　経口　10 日間

ステロイドは有意に回復させ，抗ウイルス薬もステロイドに追加することで効果を認める可能性がある．

〔*JAMA*. 2009, 302（9）：985-993.〕

③眼の乾燥を防ぐため眼軟膏とアイパッチ

1-2 カ月以内に完全に回復することが多い．

〔*N Engl J Med*. 2004, 351（13）：1323-1331.〕

Part 3 症状からのアプローチ

20. 四肢のしびれ (paresthesias)

鑑別診断 筋力低下の鑑別診断と同じ疾患が多く含まれる.

頻度の高い疾患	ER で見落としてはならない疾患
末梢神経炎(糖尿病, アルコール)	ギランバレー症候群
椎間板ヘルニア	多発性骨髄腫/癌の骨転移
頸椎症	Paraneoplastic syndrome
手根管症候群	尿毒症
胸郭出口症候群	脳腫瘍
	血管炎
	大動脈解離

ココをチェック

- ☑ 詳しい病歴(急性 or 慢性の発症か, どの部位がしびれているか, しびれは神経支配領域に沿っているか, 筋力低下・疼痛などしびれ以外の症状は, 発熱・倦怠感・体重減少などの全身症状はあるか)

- ☑ **ギランバレー症候群**:下肢から上行する急速進行性の左右対称性弛緩麻痺. 呼吸ができなくなることもある. 腱反射消失, 軽度の感覚障害, 顔面の知覚低下が起こることもある.
  ※フィッシャー症候群:眼筋麻痺と小脳性運動失調が特徴.

- ☑ **馬尾症候群**:片側下腿筋力低下, 疼痛, 臀部(自転車のサドルが当たる部位)のしびれ, 膀胱直腸障害(尿閉, 便失禁)
  ➡L1 以下の外傷・腫瘍, 硬膜外血腫, RA による.

- ☑ Paraneoplastic syndrome:悪性腫瘍に先行する疼痛, 知覚障害, 筋力低下.

- ☑ **血管炎**では神経を栄養する血管の障害により**多発性単神経炎**(まず 1 側の四肢のしびれ, しばらくして他の四肢のしびれ)が起こる. 発熱, 倦怠感, 肺・腎疾患, palpable purpura, 網状皮斑が特徴である.

- ☑ 四肢の末梢優位のしびれ(手袋靴下型)は**多発性神経炎**で起こる. **糖尿病, 尿毒症, ビタミン B$_{12}$欠乏, 多発性骨髄腫**(POEMS症候群), **ライム病, HIV 感染症, 薬剤, 中毒**など原因はたくさんある. 初期には下肢だけのしびれが多い.

- ✓ **神経根症状（radiculopathy）**：障害を受けた神経根に一致した放散痛，知覚障害，筋力低下．
- ✓ **椎間板ヘルニア**：L5 と S1 に多い（95%）．
  足関節・母趾の背屈力低下（L5）．
  アキレス腱反射低下・つま先立ちができない（S1）．
  - ◇ **straight-leg raising test**：検者は患者の足関節を持ち，膝を曲げないようにして下肢を持ち上げる．60度以下で背中から下腿に痛みを生じるときは陽性．
- ✓ **頚椎症**：C6, C7 に多い．
  上肢外側，第Ⅰ・Ⅱ指への放散痛（C6）．
  肩甲骨内側，上肢背側，第Ⅲ指への放散痛（C7）．
  - ◇ **Spurling test**：片方の肩に頭を傾け椎間孔を狭め，上方より検者が頭を押し付けると，病側では上肢に疼痛を生じる．
- ✓ **手根管症候群**：夜間に増悪するⅠ-Ⅳ指の痛み（正中神経が手関節内側で絞扼される）．
  - ◇ **Tinel sign**：手関節内側をハンマーで叩くと痛みが指に放散．
  - ◇ **Phalen sign**：手関節で両手を 90°屈曲し，手背部を 1 分間合わせるとしびれが生じる．
- ✓ **胸郭出口症候群**：鎖骨下動（静）脈，腕神経叢が圧迫され首・肩・腕の痛み，しびれ，冷感，脱力を生じる．なで肩の女性に多い．
  - ◇ **Morley test**：鎖骨上窩，胸鎖乳突筋外側を圧迫し痛みやしびれを誘発する．
  - ◇ **Adson test**：両側の橈骨動脈を触知しながら，頭部を大きく後ろにそらせ，顔を 1 側に向かせる．脈拍が減弱または疼痛を生じたほうが病側である．
  - ◇ **3分間上肢挙上負荷試験**：つり革にぶら下がるように両上肢を外転外旋させ，手指の屈伸を 3 分間行わせる．手指のしびれやだるさのため途中で手を下ろせば陽性．
- ✓ 血管疾患によるしびれを見逃さないこと．

Part 3 症状からのアプローチ

21. 血 尿 (hematuria)

鑑別診断

頻度の高い疾患	ER で見落としてはならない疾患
膀胱炎	腹部大動脈瘤
腎結石, 尿路結石	腎梗塞
IgA 腎症	腎盂腎炎
	外傷性腎損傷
	糸球体腎炎
	悪性腫瘍 (膀胱癌, 腎細胞癌, 前立腺癌)
	心内膜炎

ココをチェック

- ☑ 尿路結石・糖尿病・癌・心房細動の既往, 薬剤歴 (抗菌薬➡間質性腎炎, シクロホスファミド➡出血性膀胱炎, 抗凝固薬➡易出血性や膀胱タンポナーデのリスク) を聞く.
- ☑ 突然の腹痛を伴う血尿は, 必ず腹部大動脈瘤破裂を疑う.
- ☑ 頻尿, 残尿感, 排尿時痛があれば尿路感染症 (**膀胱炎, 腎盂腎炎**) を考える.
- ☑ 膀胱炎は通常発熱がなく, 恥骨上部の圧痛があり, 腎盂腎炎などの尿路感染症では腰痛や腰部の圧痛・CVA (肋骨脊柱角) 叩打痛など症状の範囲が異なる.
- ☑ 発熱, 体重減少, 食欲不振, 発疹など**全身疾患**を疑う徴候はあるか.
- ☑ まず尿検査 (一般, 沈渣, 必要なら培養) を行う.
- ☑ スポット尿で蛋白 (mg/dL)/クレアチニン (mg/dL) 濃度比が＞0.3, または尿沈渣で変形赤血球・赤血球円柱があれば**糸球体腎炎**を疑う.
- ☑ **心内膜炎, 腎盂腎炎** (urosepsis を起こしやすい) では血培が必要である.
- ☑ **外傷性腎損傷, 腎細胞癌**, 腹部大動脈瘤, 腎梗塞では CT 検査が有用である.
- ☑ 突然, 出現した反復する側腹部痛, 鼠径部への痛みの放散, CVA 叩打痛は腎梗塞, **尿路結石**を疑う.

☑ 尿検査で潜血反応（＋）でも尿沈渣で赤血球がほとんど認められなければ，横紋筋融解症（**ミオグロビン尿**），溶血性貧血（**ヘモグロビン尿**）を考える．沈渣が得られないときは，グラム染色して顕微鏡で赤血球の有無を確認できる．

◇この鑑別には抗凝固薬を加えて採血し遠心する．ヘモグロビンが含まれる血清は赤茶色，ミオグロビンが含まれる血清は無色である．

Part 3 症状からのアプローチ

ER chat

既往歴・家族歴のチェックポイントは？

・腎結石，尿路結石，膀胱炎は何度も繰り返すことがある．健康な若い女性の「膀胱炎だと思います」は診断確率を高めるが，妊娠の可能性（子宮外妊娠が隠れていないか）も常に考慮する．

・上気道感染後の周期的血尿なら IgA 腎症を，咽頭炎や皮膚感染症 1-2 週間後の血尿ならば連鎖球菌感染症後腎炎を疑う．

・腎障害/聴力障害の家族歴があれば Alport 症候群の可能性がある．また，多発性嚢胞腎，菲薄基底膜病も遺伝性．

22. 歩行障害 (gait abnormalities)

鑑別診断

頻度の高い疾患	ER で見落としてはならない疾患
下肢関節痛/筋力低下	小脳失調
脳梗塞	脊髄圧迫
パーキンソン症候群	正常圧水頭症
閉塞性動脈硬化症	大動脈解離
	慢性硬膜下血腫

ココをチェック

✓ 病歴（どのような歩行障害なのか，急に起こったか，随伴症状はあるか，既往歴は）を聞くことで鑑別診断はかなり絞られる．

✓ **小脳失調**では酔っ払ったような歩き方をする．

✓ 癌の既往，臥位でも軽快しない腰痛，体重減少，膀胱直腸障害，臀部知覚障害，筋力低下があれば**悪性腫瘍**による脊髄圧迫を考える．

✓ **正常圧水頭症**：歩行障害，認知症，尿失禁．

✓ ウェルニッケ脳症：歩行障害，意識障害，眼振．

✓ **大動脈解離**により脊椎や下肢への動脈に血流不全を生じたり，脳梗塞が起こると歩行障害となる．

✓ **下肢筋力低下**の鑑別診断は ☞ Part 3　四肢のしびれ (p98) を参照．

✓ **パーキンソン症候群**では歩行開始時はすくみ足だが，次第に前傾，小刻み歩行となり急に停止することができない．仮面様顔貌，静止時振戦，歯車（鉛管）様強剛も起こる．

✓ **閉塞性動脈硬化症**では運動後にふくらはぎが痛くなるが，休息により改善する．

✓ 眼を閉じると増悪する歩行障害，洗面時に閉眼により前方に倒れる現象では**脊髄後索の障害**（ビタミン B_{12} 欠乏，梅毒）が疑われる．

✓ **腓骨神経麻痺**により足が挙上できない (drop foot) と下肢を異常に高く持ち上げ代償する．

	上位運動ニューロン	下位運動ニューロン
病変部位	大脳皮質～脳幹～脊髄	脊髄前角細胞～筋肉
腱反射	亢進	消失
Babinski 反射	+	−
麻痺	痙性	弛緩性
筋萎縮	−	+
線維束性収縮	−	+

関節痛を起こす疾患

①変形性関節症（OA）
②痛風・偽痛風
③膠原病（RA，SLE，シェーグレン症候群）
④ウイルス感染症（パルボ，ヒトパレコ，デング，B 型・C 型肝炎）
⑤細菌性関節炎（淋菌，黄色ブドウ球菌，連鎖球菌）
⑥外傷
⑦反応性関節炎（サルモネラ，クラミジア，淋菌感染症後に続発．尿道炎，結膜炎を伴う）
⑧炎症性腸疾患（クローン病，潰瘍性大腸炎）

①②⑤⑥は単関節炎が多い

Part 3 症状からのアプローチ

Mini Lecture

〈関節穿刺液による鑑別〉

	非炎症性	炎症性	感染性	正常
性状	黄色	黄色やや不透明	黄緑色，不透明	無色
WBC/μL	200-2,000	2,000-10,000	>50,000	<200
好中球（%）	<25	≧50	≧75	<25
培養	−	−	+	−
鑑別診断	OA，外傷	RA，SLE 痛風，偽痛風	淋菌，黄色ブ菌 グラム陰性桿菌 肺炎球菌 連鎖球菌	

23. 排尿障害 (dysuria)

鑑別診断

頻度の高い疾患	ER で見落としてはならない疾患
膀胱炎	膀胱癌
前立腺肥大症	前立腺癌
前立腺炎	尿道狭窄
尿道炎	腎後性腎不全
薬剤の副作用	馬尾症状による尿閉
	脊髄損傷

ココをチェック

- ☑ 頻尿，残尿感，排尿時痛があれば**膀胱炎**を考える．
  若い女性では性行為が原因であることが多い．男性の場合は前立腺肥大症・前立腺炎などの誘因について考える．発熱，CVA（肋骨脊柱角）叩打痛があれば腎盂腎炎の可能性も考える．

- ☑ 尿路感染症は繰り返すことが多いので，以前にも同様の症状があったかどうかを聞く．

- ☑ 「尿意はあるが尿が出ない」と訴える高齢の男性では，前立腺肥大症または前立腺癌による**尿閉**を疑う．導尿により症状は劇的に改善する．
  ◇キシロカイン®ゼリーを 3 mL，針なしシリンジに入れ，尿道口から注入しておくと，尿道カテーテル挿入が容易になる．助手に直腸診をしてもらい，前立腺を前方に持ち上げるようにしてもらうと挿入しやすくなる．それでも挿入が困難なときは，尿道損傷の恐れがあるため無理をせず泌尿器科医を call.

- ☑ 尿閉では凝血塊などによる膀胱タンポナーデを鑑別するため，エコーで膀胱内に漂う不整な陰影を探す．タンポナーデ解除のために持続膀胱洗浄が必要なことがある．

- ☑ 性器からの分泌物増加があれば，クラミジアや淋菌による性感染症（**尿道炎，膣炎**）を考える．

- ☑ クラミジア，サルモネラ，カンピロバクター感染症はときに尿道炎＋結膜炎＋関節炎を起こす（**反応性関節炎**）．

☑ 持続する血尿，体重減少，>50歳では悪性腫瘍（**膀胱癌**，**腎癌**，**前立腺癌**）を疑う．

外傷に尿閉を伴うときは**脊髄損傷**を疑う．

☑ **尿失禁**：羞恥心のため訴えは少ないが，頻度はかなり高い．

---

①**切迫性**（男＜女）多い
- ●排尿筋の過剰反射（不安定膀胱），または大脳による抑制が効かない（脳卒中）ことによる．
- ●突然，尿がしたくなりトイレまで間に合わずに漏れる，頻尿．

②**腹圧性**（主に女性）
- ●くしゃみ，咳などで腹圧がかかると失禁する．

③**溢流性**（男＞女）
- ●前立腺肥大，前立腺癌，尿道狭窄，糖尿病により排尿障害があると，少量の尿が持続的に漏れる．

④**機能性**
- ●排尿機能は正常だが，身体障害や認知症のためにトイレまで間に合わない．

Part 3 症状からのアプローチ

Part **4**

救急疾患の診断と初期治療

1. ショック
2. 脳血管障害
3. 一過性脳虚血発作
4. クモ膜下出血
5. 意識障害
6. けいれん
7. 急性冠症候群
8. 急性心不全
9. 大動脈解離
10. 高血圧緊急症
11. 急性呼吸不全
12. アナフィラキシー
13. 気管支喘息
14. 肺塞栓症
15. 肺炎
16. 敗血症
17. 緊急対応が必要な
    感染症
18. 消化管出血
19. 急性腎障害
20. 電解質異常

21. 糖尿病性ケトアシ
    ドーシス，高浸
    透圧性高血糖昏
    睡
22. 低血糖
23. 頭部外傷
24. 顔面外傷
25. 頸部外傷
26. 胸部外傷
27. 腹部外傷
28. 骨盤外傷
29. 四肢外傷
30. 見逃しやすい骨折
31. 創傷処理・処置
32. 熱傷
33. 中毒
34. 異物誤飲
35. 体温異常
36. 職務感染事故
37. 虐待
38. 小児救急
39. 精神科救急
40. 婦人科救急

1. ショック （shock）

いつ疑うか

＊意識 ABC の異常から疑う．
　軽度の意識変容や不穏（脳血流の低下を示す），頻呼吸，頻脈，末
　梢冷感，冷汗，乏尿
　※ショックの初期には血圧は下がらない！（低血圧があればもち
　　ろん疑うが，血圧が下がっていない段階で疑うことが重要．）
＊検査結果から疑う（静脈ガスが手がかりになる）．
　代謝性アシドーシス，高乳酸血症

疑った場合の初期治療と検討事項

＊直ちにバイタルサインをチェック．
　➡気道の安定化（必要なら気管挿管，人工呼吸）と 100％酸素投
　　与，静脈路確保（細胞外液投与），モニター装着．

　ショックの原因は，以下の 4 つに分類できる．
　①循環血液量減少性ショック
　②心原性ショック
　③閉塞性ショック
　④分布異常性ショック（敗血症性ショック，神経原性ショック，
　　アナフィラキシーショック）
　➡これらを念頭に，ポイントを絞った病歴聴取・身体診察・ベッ
　　ドサイドでの検査を行い，ショックの原因を推定する．
　　※原因検索のために，蘇生・初期輸液が遅れてはならない．

RUSH (Rapid Ultrasound in Shock) protocol

ショックの原因を pump（心機能），tank（循環血液量），pipe（大血管）の3つの構成要素に分け，超音波を用いて簡易かつ迅速な鑑別を行う方法．

	循環血液量減少性	心原性	閉塞性	分布異常性
pump	左室過収縮 左室サイズ縮小	左室収縮障害 左室拡大	左室過収縮 心嚢液貯留 右室拡大 心内血栓	左室過収縮
tank	下大静脈虚脱 頸静脈虚脱 胸水貯留 腹水貯留	下大静脈呼吸性変動消失 頸静脈呼吸性変動消失 lung rockets sign[*1] 胸水貯留 腹水貯留	下大静脈呼吸性変動消失 頸静脈呼吸性変動消失 lung sliding 消失[*2]	下大静脈拡大なし
pipe	腹部大動脈瘤 大動脈解離	正常	深部静脈血栓症	正常

[*1]肋間から認める3本以上のB-line
[*2]壁側胸膜と臓側胸膜および肺実質の呼吸性変動

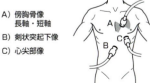

①pump

A）傍胸骨像
　　長軸・短軸
B）剣状突起下像
C）心尖部像

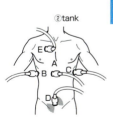

②tank

A）IVC長軸
B）FAST
　　Morrison窩
C）FAST
　　脾腎境界
D）FAST恥骨部
E）気胸
　　肺水腫

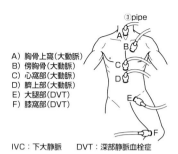

A）胸骨上窩（大動脈）
B）傍胸骨（大動脈）
C）心窩部（大動脈）
D）臍上部（大動脈）
E）大腿部（DVT）
F）膝窩部（DVT）

IVC：下大静脈　　DVT：深部静脈血栓症

＊分布異常性ショックの頻度が高く，その大部分が敗血症によるものである．
＊複数の要素が重複している場合もある．
＊緊張性気胸に注意．
　※気管挿管・細胞外液投与で改善しない or 悪化する病態．
　病歴・身体所見から強く疑われ，胸部X線を実施する余裕がなければ，撮影前に緊急で脱気を行うこと．
　＝第2肋間鎖骨中線から18ゲージ留置針を数本穿刺し，胸腔ドレーン挿入

その他に行う検査
◇血液検査（CBC，Na，K，BUN，Cr，AST，ALT，血糖）
　➡疑う疾患に応じて凝固やD-dimer，心筋逸脱酵素を追加する．
◇血液ガス（乳酸もチェック）
◇血液培養（敗血症性ショックを疑う場合）
◇胸部X線：肺水腫（➡うっ血性心不全），気胸（➡緊張性気胸）
◇12誘導心電図：不整脈，ST-Tの虚血性変化
◇尿量モニタリング

ショックの分類と初期治療

分類		原因疾患	初期治療
循環血液量減少性ショック		出血，脱水	輸液・輸血，止血
心原性ショック		急性心筋梗塞，うっ血性心不全，不整脈	再灌流療法〔経皮的冠動脈インターベンション(PCI)，血栓溶解療法〕，心不全治療（昇圧薬・強心薬，利尿薬，血管拡張薬），不整脈の治療（カルディオバージョン・除細動，ペーシング，薬剤）
閉塞性ショック		肺塞栓症，心タンポナーデ，緊張性気胸	血栓溶解療法，血栓除去術，心のう穿刺，緊急脱気→胸腔ドレナージ
血液分布異常性ショック	敗血症性ショック	感染症	輸液，抗菌薬，昇圧薬，感染巣ドレナージ
	神経原性ショック	脊髄損傷	輸液，昇圧薬
	アナフィラキシーショック	薬剤・食物・動物	エピネフリン筋注，輸液，ステロイド

※循環血液量減少性ショックの場合は，昇圧薬は原則使わない．

徐脈＋ショック

V	Vasovagal reflex	血管迷走神経反射
F	Freezing	低体温症
A	AMI Adam-stokes Acidosis	心筋梗塞（特に右心梗塞）アダムストークス発作 アシドーシス
E	Electrolyte Endocrine	高 K 血症 甲状腺機能低下症（粘液水腫）
D	Drug	ABC（α・β・Ca）遮断薬 コリンエステラーゼ阻害薬
O	Oxygen	低酸素血症
N	Neurogenic	神経原性ショック

ER chat

輸液に昇圧薬を併用することは可能ですか？

ショックの原因によるが，多くの場合，十分な輸液が最優先となる．循環血液量減少性ショックでは，原則昇圧薬は使用しない．十分な輸液をしつつ遅れずに輸血を行い，根本的な止血に繋ぐことが治療の目標．最も頻度が高いのは敗血症性ショックだが，その定義に「適切な輸液にもかかわらず，平均動脈圧 65 mmHg を保つのに昇圧薬を要し，乳酸値 2 mmol/L（18 mg/dL）以上の状態」〔*JAMA.* 2016；315（8）：801-810〕と示されているとおり，十分な輸液が前提となっている．初期輸液として 1 時間以内に 30 mL/kg 以上を目標に大量輸液を行う．敗血症で昇圧薬を必要とする場合は，ノルエピネフリンが第一選択．

Mini Lecture

〈不適合輸血によるショック〉

症状：血圧低下，動悸，腹痛，背部痛，ヘモグロビン尿

処置：①輸血をすぐに中止

②血管ルートを確保

③尿量＞100 mL/h を確保

④ハプトグロビン，間接ビリルビン，乳酸脱水素酵素（LDH）を測定

Part
4
救急疾患の診断と初期治療

2. 脳血管障害 (stroke)

いつ疑うか

＊持続する局所神経欠落症状を呈する場合，脳血管障害を疑う．
＊意識障害を呈する場合，鑑別となる．

脳血管障害を疑った場合の検討事項

＊バイタルサイン（Ａ：気道，Ｂ：呼吸，Ｃ：循環）と意識レベル，
　血糖値の評価．
　➡異常があれば気道確保，静脈路確保を行いつつ上級医 call.
＊バイタルサインが安定している場合は，以下の項目を簡潔に評価．
　①顔面弛緩
　②上肢の回内落下
　③言語障害
＊3項目のうち1つでも該当すれば脳血管障害の可能性は高くなり
　（LR＋5.5），1つも該当しない場合は，脳血管障害の可能性は低く
　なる（LR－0.39）．〔JAMA. 2005, 293（19）：2391-2402.〕
＊バイタルサインが安定している場合は，頭部CTと詳細な神経学
　的診察を行う．

脳梗塞の部位による症状

1. ラクナ梗塞
　純粋対側運動麻痺，純粋対側感覚障害，手の不器用さを伴う構音
　障害，失調性片側不全麻痺
2. 前大脳動脈閉塞
　対側の麻痺/感覚障害（下肢＞上肢），尿失禁，無言
3. 中大脳動脈閉塞
　対側の麻痺/感覚障害（顔面＝上肢＞下肢），対側同名半盲，病側
　をにらむ眼球偏位，失語（優位側），半側空間無視（劣位側）
4. 後大脳動脈閉塞
　対側の感覚障害，自発痛，異常知覚，不随意運動，対側同名半盲，
　皮質盲
5. 椎骨動脈閉塞
　Wallenberg 症候群〔病側の顔面の温痛覚消失，Horner 症候群（縮
　瞳，眼瞼裂狭小，発汗減少），構音障害/嚥下障害，反対側体幹/上

下肢の温痛覚障害〕，めまい，眼振
6. 脳底動脈閉塞
最上部の閉塞は top of the basilar syndrome（傾眠，昏迷，幻覚，眼球運動障害，せん妄，健忘），完全閉塞では四肢筋力低下（しばしば両側），嚥下障害，顔面筋力低下，構音障害，複視，眼振，昏睡，locked-in syndrome（意識は清明だが，麻痺のため上下方向の眼球運動でしか意思を伝えられない）
※椎骨・脳底・後大脳動脈領域の脳梗塞では片麻痺を呈さないことが多く見落とされやすい．

脳梗塞の原因による分類

1. 心原性塞栓性梗塞
心臓，大動脈にできた血栓が飛び脳の動脈を閉塞する．突然発症する．
2. アテローム血栓性梗塞
脳の動脈の粥状硬化部位に血栓が付着する．症状が緩徐に階段状に進行する．
3. ラクナ梗塞
脳深部への細い血管（穿通枝）の閉塞
4. 内頸動脈/椎骨動脈解離
後頸部痛または後頭部痛から数日して脳神経症状が起こる．若年発症の脳梗塞に多い．
5. 奇異性血栓症
原因が不明とされる若年脳梗塞の多くでは，これが原因となっている可能性がある〔*N Engl J Med.* 2005, 353（22）：2361-2372.〕．肺塞栓症など右室負荷のかかる病態では，開存している卵円孔を介して下肢深部静脈由来の右房血栓が左房に入る．

脳出血の部位による分類

①被殻出血
②視床出血
③橋出血
④小脳出血
⑤皮質下出血
外傷，動静脈奇形からの出血（若年），アミロイド血管症（高齢者）を考える．

Part 4
救急疾患の診断と初期治療

眼球位置による出血部位診断

①病側をにらむ➡被殻出血
②下方内側の鼻をにらむ➡視床出血
③眼球は正中にあり pinpoint pupil，対光反射あり➡橋出血
④健側をにらむ➡小脳出血

脳血管障害と診断した場合の初期治療

（参考図書：「脳卒中治療ガイドライン 2015，追補 2017」，協和企画）

脳梗塞

＊発症 4.5 時間以内の脳梗塞は血栓溶解療法（rt-PA）の適応となり得る．迅速に神経内科（脳外科）医へコンサルテーション（早いほど予後が良く，1 分も無駄にしてはいけない!!）☞Part 2　脳血管障害（p49）

＊前方循環の主幹動脈（内頸動脈または中大脳動脈 M1 部）閉塞は，t-PA に追加して，血管内治療（機械的血栓回収療法）の適応となり得る．発症 6 時間以内が推奨され，早いほど予後が良いため，迅速に上級医（脳外科医）にコンサルト！

＊発症 8 時間以内の脳梗塞で，血栓溶解療法非適応の場合，血管内治療を考慮して上級医にコンサルト．

＊支持療法と急性期からのリハビリが重要である．

＊発症早期（48 時間以内に開始）の脳梗塞では，アスピリン 160–300 mg/日の経口投与が強く推奨される．

＊急性期（発症 5 日以内に開始）の脳血栓（心原性脳塞栓症以外）では，オザグレル 160 mg/日の点滴投与が勧められる．

＊発症 48 時間以内で病変最大径が 1.5 cm を超すような脳梗塞（心原性脳塞栓症以外）には，アルガトロバンが勧められる．

＊頭蓋内圧亢進を伴う大きな脳梗塞（心原性脳塞栓やアテローム血栓性梗塞）の場合はグリセオール® の使用を考慮してもよい．

〈頭蓋内圧亢進を示唆する所見〉

①意識レベル低下
②Cushing 徴候（血圧上昇，心拍数低下）
③新しい focal sign の出現
④嘔吐
⑤うっ血乳頭

＊脳梗塞急性期では，220/120 mmHg を超える場合に，慎重な降圧

療法を考慮してもよい．血栓溶解療法を予定する患者で，185/110 mmHg を超える場合には，静脈投与による降圧療法を行うよう推奨されている．

脳出血

＊全身状態・バイタルサインの安定化が治療の主体である．
＊CTで出血部位・脳室穿破・推定出血量を判断し，外科的治療の適応について上級医と相談．

推定出血量（mL）＝長径（cm）×短径（cm）×高さ（cm）×0.5

以下に該当する場合は外科的治療の可能性がある．

➢被殻出血＞30 mL
➢小脳出血＞15 mL（小脳出血は脳幹圧迫の危険があるため原則として，早期に脳外科へコンサルテーション）
➢皮質下出血＞40 mL
➢脳室穿破による急性水頭症

＊脳出血急性期は，収縮期血圧 140 mmHg 未満に降圧することを考慮し上級医と相談する．

診察時の注意!!

＊意識レベル低下＋低血圧の場合は，必ず大動脈解離→脳梗塞の可能性を考慮すること!!
＊血圧が低い脳血管障害はおかしいと思うべきである．
＊失調，めまい，複視，構音障害，交叉性感覚障害，対側同名半盲の症状があるときは椎骨脳底動脈系（posterior circulation）の障害を考える➡より重症であるが CT で見逃される．
＊頭部 CT を施行する前に必ず低血糖を鑑別すること!!

脳動脈の解剖と血管支配領域

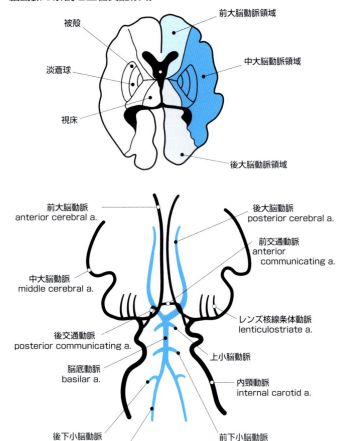

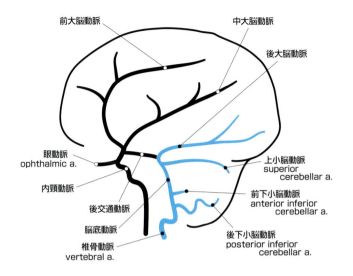

3. 一過性脳虚血発作(transient ischemic attack：TIA)

いつ疑うか
＊神経欠落症状があったのに，救急外来受診時は改善している場合．

TIA を疑った際に何を検討するか
＊一過性に生じた神経欠落症状の病歴聴取☞Part 4　脳血管障害
　（p114）
＊現在の神経学的所見をチェック．
＊脳梗塞に移行する高危険度群をチェックする．

TIA から脳梗塞に移行するリスク（ABCD^2）

	点数		点数
A　Age　≧60 歳	1	2 日後の脳梗塞発症リスク	
B　BP　≧140/90 mmHg	1	低い（1％）	0-3
C　Clinical features		中程度（4.1％）	4-5
・片側性筋力低下	2	高い（8.1％）	6-7
・構音障害（筋力低下	1		
なし）			
D　Duration　≧60 分	2		
10-59 分	1		
D　Diabetes	1		

〔*Lancet*. 2007, 369（9558）：283-292.〕

診察時の注意‼
＊一過性の意識障害を伴ったものは，安易に TIA と考えない．必ず
　失神の鑑別からアプローチする．
＊緊急性は高くないが，重要な鑑別診断として末梢神経障害・頸椎
　症を考え，病歴聴取，Jackson-Spurling テストを考慮．

初期対応
＊頭部 CT（施設によっては拡散強調 MRI）を考慮．
＊入院の判断について，上級医と相談（特に ABCD^{2}スコア 4 点以上
　は要入院考慮）．
＊帰宅させる場合はアスピリン 160-300 mg/日の内服を開始し，翌

日必ず神経内科受診とする.

ER chat

TIA は基本的に予後が良い病気でしょうか？

TIA 発症後 90 日以内に脳梗塞を起こす確率は 10% と高く，その半数は 2 日以内に起こる.

Part 4 救急疾患の診断と初期治療

4. クモ膜下出血 (subarachnoid hemorrhage：SAH)

いつ疑うか
＊突然の（何をしているときかはっきり言えるくらいの突然）バットで殴られたような（人生で最悪の）頭痛，意識障害，嘔吐を呈する場合は，クモ膜下出血（SAH）の可能性を検討する．

クモ膜下出血を疑った際に何を検討するか
＊全例で頭部 CT を施行する．

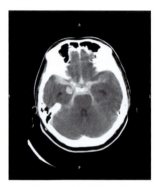

典型的な SAH の CT

＊頭部 CT で SAH の所見を認めない場合は髄液検査，MRA，3D-CT の適応について上級医（脳外科医）と相談する．
　※不用意な刺激は再破裂の危険があるため，SAH を疑った場合の腰椎穿刺は上級医とともに実施するべきである．
　※腰椎穿刺で得られた髄液は血性髄液であるかを確認し，かつ遠心後のキサントクロミーの有無を確認する（肉眼のみでは見落とす危険があるので吸光度測定が望ましい）．キサントクロミーがあれば，遠心後の髄液上清が黄色またはピンク色となる．出血後，12時間経過するとほぼ100％出現し，約3週間持続する．

診察時の注意!!
＊発症後に意識消失があった場合は，「突然発症の頭痛」を覚えていないことがある．**一過性の意識障害後に徐々に頭痛を訴える場合**

もSAHを疑って積極的に検索すること.
＊出血直後に受診せず，鎮痛剤内服で頭痛が改善してから受診する場合や，数日後に頭部・腰部に移動する痛みで受診する場合がある．数日前に突然の頭痛があった場合は現在軽快していても必ずSAHを検索すること.
＊SAHでは，心電図で巨大陰性T波やST-T変化を呈することがある．冠動脈支配に合わない心電図変化や，急性冠症候群では説明がつかない症状（頭痛や一過性意識障害）では必ずSAHを検索すること〔*Am J Emerg Med.* 2000, 18 (6)：715-720.〕
＊発症前に動脈瘤から小出血（warning leak）を起こすため，数日前に頭痛が先行することがある．この時点で，SAHを見落とさないためには，頭部CTで脳底槽，シルビウス裂，大脳鎌の高吸収域（出血）に注意して読影する.

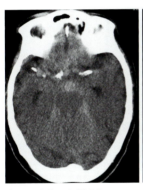
少量の出血しか認めないSAH

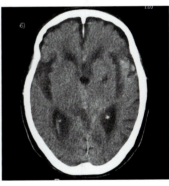
左シルビウス裂の高吸収域

＊キサントクロミーは肉眼では評価が難しく，出血後12時間以内では認められない場合がある．可能であればMRI（FLAIR）や3D-CTが望ましい.

診断がついたときに行う初期治療
＊血管内コイルや動脈瘤クリッピング術の適応について直ちに脳神経外科医をcall.
＊再破裂防止のために静かな暗い部屋でベッド上安静を保ち，不用意な刺激を与えないようにする.

＊収縮期血圧140 mmHg程度を目標に降圧薬を経静脈的に使用する（Ca拮抗薬は頭蓋内圧亢進のリスクがあるが，他に適切な薬剤がないのが現状である）．

使用例
1) ニカルジピン（ペルジピン®）　0.5-6 μg/kg/分
2) ジルチアゼム（ヘルベッサー®）1-15 μg/kg/分

Willis動脈輪と脳動脈瘤好発部位（①〜③）

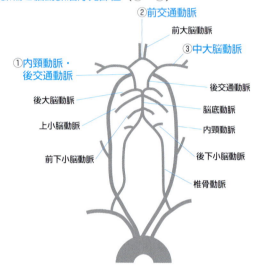

5. 意識障害 (coma and somnolence)

初期診療　5 Step アプローチ　　　　　　（スキップ厳禁‼）

Step 1：救急隊からの情報収集

バイタルサインは？：

低血圧（収縮期血圧＜90 mmHg）の場合は頭蓋内病変以外の可能性が高く，高血圧（収縮期血圧＞170 mmHg）の場合は頭蓋内病変の可能性が高くなる．〔*BMJ.* 2002, 325（7368）：800.〕

発症状況は？：

CO 中毒を疑う状況があれば積極的に 100%酸素投与

1）火災現場で煙に巻き込まれた
2）火事で顔面に熱傷・煤付着あり
3）閉鎖空間で頭痛後に意識障害
4）屋根付きガレージでエンジンかけっぱなし
5）自動車内で自殺企図
6）同じ場所にいた複数人が頭痛・意識障害

Step 2：バイタルサイン・ABC の評価

A（気道）B（呼吸）C（循環）に異常があれば，その原因検索と治療を優先‼

Step 3：血糖値チェック

頭部 CT 前に必ず血糖チェック‼ ➡低血糖あれば 50%ブドウ糖液 40 mL を静注

ビタミン B_1 欠乏を疑う病歴（やせた慢性アルコール中毒患者，妊婦の意識障害など）があればブドウ糖投与前にビタミン B_1（塩酸チアミン 100 mg）静注（できれば検体保存後に）

Step 4：頭部 CT オーダー

Step 5：AIUEOTIPS を念頭に情報収集・診察

Part 4　救急疾患の診断と初期治療

意識障害の鑑別診断（AIUEOTIPS）		
A	Alcohol	急性アルコール中毒
I	Insulin	低血糖，糖尿病性昏睡
U	Uremia	尿毒症
E	Encephalopathy Electrolytes Endocrinopathy	肝性脳症，Wernicke 脳症 Na，Ca，Mg の異常 甲状腺・副腎・下垂体の機能異常
O	Oxygen Overdose	低酸素血症・一酸化炭素中毒 薬物中毒
T	Trauma Temperature	頭部外傷 低体温・高体温（熱中症）
I	Infection	感染症（脳炎・髄膜炎・敗血症）
P	Psychiatric	精神疾患
S	Stroke/SAH Seizure Shock	脳卒中（脳出血・脳梗塞）・クモ膜下出血 けいれん ショック

病歴聴取のポイント

発症のしかたは？（突然か緩徐か）
病院到着までに症状の変化は？
先行症状・随伴症状は？（頭痛・胸痛・けいれん・発熱など）
既往歴・通院歴は？
内服薬剤は？
外傷の合併は？（意識障害➡外傷か？外傷➡意識障害か？）
アルコール歴は？
発症環境は？
家族歴は？

意識障害の評価方法

Japan Coma Scale（JCS）（3-3-9 度方式）

Ⅰ. 刺激しなくても覚醒している

1	大体意識清明だが，いま一つはっきりしない
2	時・人・場所がわからない（見当識障害）
3	名前，生年月日が言えない

Ⅱ. 刺激すると覚醒する　―刺激をやめると眠り込む―

10	普通の呼びかけで容易に開眼する 合目的な運動（例えば右手を握る，離す）をするし，言葉も出るが間違いが多い
20	大きな声または体をゆさぶることにより開眼する 簡単な命令に応ずる，例えば離握手
30	痛み刺激を加えつつ呼びかけを繰り返すと，かろうじて開眼する

Ⅲ. 刺激しても覚醒しない

100	はらいのけるような動作をする
200	少し手足を動かしたり，顔をしかめる（除脳硬直を含む）
300	全く反応しない

　　　　　：開眼が不可能な場合の応答を表す
　　　　意識清明例では，"0"と表現する

Part 4 救急疾患の診断と初期治療

Glasgow Coma Scale（GCS）

観察項目	反　応	スコア
開眼（E） （Eye Opening）	自発的に	4
	呼びかけにより	3
	痛み刺激により	2
	全く開眼しない	1
言語反応（V） （Verbal Response）	見当識あり	5
	混乱した会話	4
	混乱した言葉	3
	理解不能の音声	2
	発語なし	1
運動機能（M） （Motor Response）	命令に従う	6
	疼痛部へ	5
	逃避する	4
	異常屈曲	3
	伸展する	2
	全くなし	1

3項目スコア合計を求め，重症度の評価尺度とする
最も重症……3点　　最も軽症……15点

6. けいれん (seizure)

けいれん診察時の注意

＊バイタルサイン・A（気道）B（呼吸）C（循環）・心電図モニターの評価.

＊目前でけいれんを起こした場合は，VF など致死的不整脈の可能性もあるので，必ず循環動態の確認と心電図モニターチェックを行うこと.

けいれんの初期診療

1. 静脈路確保し抗けいれん薬を投与

＊フェニトイン（アレビアチン®）を投与する可能性がある場合は，生理食塩水での確保がよい. ホスフェニトイン（ホストイン®）はその必要はない.

＊ジアゼパム（セルシン®・ホリゾン®1 A = 10 mg. 小児は 0.3-0.5 mg/kg）をゆっくり静注（5 mg/分のスピード）.

  ➢急速静注すると呼吸停止が起こるので慎重に経過観察すること

  ➢静脈路確保が困難な場合は坐薬（ダイアップ®）やジアゼパム 10-30 mg 注腸，またはミダゾラム 10 mg 鼻腔内投与を考慮する

＊ジアゼパムのみではけいれんの再発が懸念される場合は，①もしくは②のいずれかを選択.

  ①フェニトイン（アレビアチン®）20 mg/kg を生食に溶かして，50 mg/分を超えない速度で投与する.

  ➢有効血中濃度に達するまで 20-30 分くらいかかる

  ➢投与中は血圧低下に注意して経過観察する

  ②ホスフェニトイン（ホストイン®）22.5 mg/kg を静脈内投与する. 投与速度は 3 mg/kg/分または 150 mg/分のいずれか低いほうを超えないこと.

＊上記 2 つの薬剤でけいれんが持続する場合はジアゼパムを再度静注し，以下の薬剤投与を考慮して上級医 call（ICU での管理が必要）.

  ①フェノバルビタール（ノーベルバール®）20 mg/kg を静注.

  ②チオペンタール（イソゾール®），ミダゾラム（ドルミカム®），プロポフォールの持続静注. レベチラセタム（イーケプラ®）の静注.

Part 4 救急疾患の診断と初期治療

＊必ず血糖チェック !! ➡低血糖があれば50％ブドウ糖液40 mLを静
注.
＊抗けいれん薬を内服している場合は血中濃度の測定を考慮する.

2. 頭部 CT オーダー

3. 鑑別診断を念頭に情報収集・診察
＊外傷, 脳血管障害 (脳梗塞, 脳出血, クモ膜下出血), 脳炎・髄膜
炎, 脳腫瘍, アルコール離脱症候群, 代謝異常 (低血糖, 低 Na
血症, 尿毒症, 肝性脳症), 薬剤 (β-ラクタム薬, キノロン系抗
菌薬, インターフェロン, 抗不安薬, テオフィリン, 麻薬, 覚せ
い剤, 違法薬物など).

7. 急性冠症候群 (acute coronary syndrome：ACS)

いつ疑うか

*胸部の締めつけられる，または圧迫され息苦しくなるような痛みを呈する場合はACSを考慮する.

胸痛の性質による急性冠症候群の推定

高度の危険性	片側もしくは両側に放散する胸痛 労作性の胸痛
中等度～高度の危険性	過去の心筋梗塞と同様の胸痛 過去の狭心症の症状よりもひどい胸痛 嘔気・嘔吐を伴う胸痛 冷汗を伴う胸痛 胸部圧迫感
低～中等度危険度	労作に無関係 胸壁の一部に限局する胸痛
低危険度	胸膜由来の胸痛 体位性に発生する胸痛 触診で再現性がある胸痛 刺し込むような胸痛

〔*JAMA*. 2005, 294 (20)：2623-2629.〕

*女性・高齢者・糖尿病患者のACSでは40-60%が胸痛以外の症状を主訴とする.

***危険因子のある患者は臍から上の症状ではACSから考える‼**

急性冠症候群の危険因子

糖尿病	喫煙歴	高齢（＞50歳）
高血圧症	脂質異常症	冠動脈疾患の既往
第1親族に虚血性心疾患の既往（男性＜55歳，女性＜65歳）		
その他（男性・肥満・高尿酸血症など）		

Part 4 救急疾患の診断と初期治療

急性冠症候群の胸痛以外の症状の例

心窩部痛（上腹部痛） 上肢/肩（左右どちらでも）への放散痛
下顎/歯の痛み 冷汗 突然の呼吸困難感
突然の全身倦怠感（脱力感など） 突然の錯乱/せん妄

急性心筋梗塞を疑った際に何を検討するか

＊バイタルサインのチェックと，必要ならば酸素投与（高濃度投与は控える）．

＊速やかに（ER 到着後 10 分以内）12 誘導心電図を施行．

＊心筋逸脱酵素（トロポニン，CK，CK-MB）をチェックし，リスク分類を行う．

12 誘導心電図

・STEMI は直ちに循環器内科医をコール
・ST 低下を見つけたら，ST 上昇を探す
・心電図だけでは ACS は否定しきれない
・判断に迷うなら，循環器内科医に相談

上記が【大原則】．下記は微妙なケースであり，あくまでも【大原則】を忘れないこと．

＊新規の ST 低下・T 波陰転を認める場合も，迅速に上級医（循環器内科医）を call し，再灌流療法の適応について相談する（緊急冠動脈造影を行うか，CCU で厳重に経過観察を行うかは施設によって異なる）．

＊虚血性変化を認めない場合も，症状から強く ACS を疑う場合には迅速に上級医（循環器内科医）call．

＊虚血性変化を認めず，心筋逸脱酵素の上昇を認めない場合も，一度の検査結果で ACS を否定してはいけない!! 慎重に経過観察を（30-60 分ごとの心電図，3 時間後の心筋逸脱酵素のチェックが必要）．可能であれば，循環器内科医と電話で対応を相談することが望ましい．

＊冠動脈閉塞を来しても，自然再灌流や閉塞領域に側副血行路がある場合には心電図変化を呈さない場合がある．

＊aVR 誘導は見落としがちだが，aVR 誘導での ST 上昇は左冠動脈主幹部（LMT）や左前下行枝（LAD）近位部の閉塞を示唆するため，必ず見る癖をつける．

局在診断

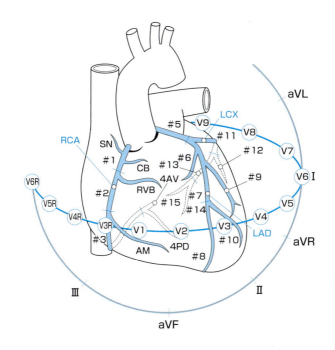

RCA	右冠動脈（#1-#3）
CB	円錐枝
SN	洞結節枝
RVB	前右室枝
AM	鋭縁枝
4AV	4区画房室枝
4PD	4区画後下行枝

LCA	左冠動脈
LMT	左冠動脈主幹部（#5）
LAD	左前下行枝（#6-#8）
D1	第1対角枝（#9）
D2	第2対角枝（#10）
SEP	中隔穿通枝
LCX	左回旋枝（#11-#15）
OM	鈍縁枝（#12）
PL	後側壁枝（#14）
PD	後下行枝（#15）

Part 4 救急疾患の診断と初期治療

障害部位	ST上昇	Reciprocal change
前壁中隔	V_1-V_4	—
前壁	V_3, V_4	—
側壁	I, aVL, V_5-V_6	II, III, aVF
下壁	II, III, aVF	I, aVL
後壁	V_7-V_9	V_1-V_3 ＋R波増高
右室	V_1, V_4R	I, aVL

Wellen's 症候群と De Winter 症候群

ともに LAD 近位部の閉塞を示唆する．

➢ Wellen's 症候群：V_1-V_4の深い陰性T波，または2相性T波（いずれも胸痛がないときに出現するのが特徴！ 胸痛時には正常心電図のときがある）．

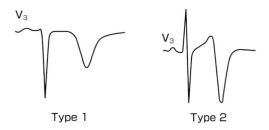

➢ De Winter 症候群：V_1-V_6でのST低下（upsloping）とT波増高，aVRのST上昇（1-2 mm）

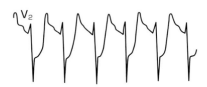

"STEMI mimics"（STEMI ST 上昇型心筋梗塞）

- 大動脈解離：特にⅡ，Ⅲ，aVF の ST 上昇がある場合には考える．
- 急性心膜炎：全般性の下に凸の ST 上昇＋PR 低下，reciprocal change なし．
- たこつぼ型心筋症：局在と無関係な ST 上昇．
- 良性早期再分極 BER（Benign Early Repolarisation）：ノッチ，下に凸の ST 上昇．
- 脚ブロック：Sgarbossa's criteria を参考に．

Sgarbossa's criteria

〈左脚ブロック（LBBB）または心室ペーシングリズムで梗塞を診断する方法〉

・3 点以上で特異度 90% 以上であるが，2 点の項目もあるので注意が必要．

特徴	点数
QRS と極性が一致（concordant）の ST 上昇（≧1 mm）	5
QRS と極性が不一致（discordant）の ST 上昇（≧5 mm）	2
QRS と極性が一致した ST 低下（≧1 mm）	3

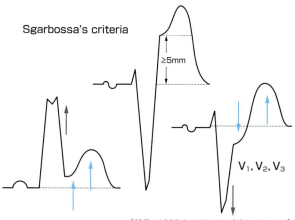

Sgarbossa's criteria

〔*N Engl J Med*. 1996, 334（8）：481-487.〕

診断がついたときに行う初期治療

「診断がついてよかった」ではない！　診断後も Door-to-balloon time を意識した診療を徹底する !!　☞Part 2　虚血性胸痛（p40）.

8. 急性心不全 (acute heart failure)

いつ疑うか

＊**呼吸困難感・息切れ**を呈する場合，慢性心不全患者が**感冒症状・全身倦怠感・不眠**を呈する場合は必ず**急性心不全**（慢性心不全の急性増悪）を考慮する．

急性心不全を疑った場合に何を検討するか

＊バイタルサイン（SpO$_2$，呼吸数を含む），12誘導心電図（不整脈や虚血を示唆する所見はないか？），胸部X線（うっ血はないか？）

症状の程度：NYHA分類

Ⅰ	無症状	Ⅲ	日常生活以下で症状出現
Ⅱ	日常生活で症状出現	Ⅳ	安静時も症状あり

＊今回の症状が心不全に起因するものかを検討するため，以下の項目をチェック．

心不全を疑ったときに有用な診察所見　　LR：Likelyhood ratio

該当すれば心不全の可能性が高くなる項目	LR＋
心不全の既往	5.8
発作性夜間呼吸困難	2.6
Ⅲ音の存在	11
胸部X線での肺うっ血像	12
心電図で心房細動	3.8
該当すれば心不全の可能性が低くなる項目	**LR－**
心不全の既往（－）	0.45
労作時呼吸困難（－）	0.48
肺野のラ音（－）	0.51
胸部X線での心拡大（－）	0.33
心電図異常（－）	0.64
脳性Na利尿ペプチド（BNP）＜100 ng/mL	0.11

〔*JAMA*. 2005, 294（15）：1944-1956.〕

Part 4 救急疾患の診断と初期治療

急性心不全の鑑別診断

①呼吸困難を呈する病態：COPD急性増悪，気管支喘息，肺塞栓，胸水貯留，肺炎，気胸

②体液貯留を呈する病態：腎不全，ネフローゼ症候群，肝硬変，深部静脈血栓症

③心拍出量低下を呈する病態：緊張性気胸，心タンポナーデ

急性心不全の原因・増悪因子

＜心原性増悪因子＞

急性冠症候群，急性不整脈，急性弁機能不全（心内膜炎，腱索断裂，慢性弁機能不全の急性増悪），重度の急性心筋炎，心タンポナーデ，大動脈解離

＜非心原性増悪因子＞

慢性心不全治療に対するコンプライアンス低下，水分摂取量過剰，感染症，貧血

診察時の注意!!

＊胸部X線は心不全診断において特異度は高いが感度は低い．つまり，胸部X線で肺水腫や肺うっ血の所見を認めれば心不全の可能性が高くなるが，逆に**胸部X線でこれらの所見がないからといって心不全ではないと否定してはいけない**．急性心不全で入院した症例の5例に1例は胸部X線でうっ血所見を認めなかったという報告もある．

＊急性心不全で入院した症例の半数は入院時の心エコーで，左室収縮機能正常であったという報告もあり，**EFが正常だから心不全ではないと判断してはいけない!!**

〔駆出率の保たれた心不全はHFpEF（Heart Failure with preserved Ejection Fraction）と呼ばれ拡張不全がある．一方，駆出率が低下した心不全はHFrEF（Heart Failure with reduced Ejection Fraction）と呼ばれる〕．

Nohria-Stevenson 分類

2003 年に提唱された分類で，非侵襲的に Forrester 分類と同様に病態を分けることができる．

うっ血所見：起座呼吸，頸静脈圧の上昇，浮腫，腹水，肝頸静脈逆流

低灌流所見：小さい脈圧〔(収縮期血圧－拡張期血圧)/収縮期血圧 <25%〕，四肢冷感，傾眠，低 Na 血症，腎機能悪化

うっ血所見

低灌流所見		(−)	(+)
	(+)	Dry-Warm	Wet-Warm
	(−)	Dry-Cold	Wet-Cold

〔*J Am Coll Cardiol.* 2003, 41 (10)：1797–1804.〕

診断がついたときに行う初期治療：Clinical Scenario

＊下記のアルゴリズム〔*Crit Care Med.* 2008, 36 (1 Suppl)：S129–S139 改変引用〕を参考に治療を進める．**ただし，Clinical Scenario (CS) は万能ではないことを理解しておく．**

＊大動脈弁狭窄症（AS）患者への血管拡張薬投与は慎重に！　血圧が全く立ち上がらなくなることがある．

Part 4 救急疾患の診断と初期治療

急性心不全のアルゴリズム　〔*Crit Care Med.* 2008, 36：S129–S139. を改変〕

・モニタリング（SpO$_2$，血圧，心電図，体温）
・酸素投与
・適応があれば NPPV の開始（気管挿管の準備）
・身体所見（頸静脈の怒張やⅢ音の存在など）
・血液検査（電解質，CK-MB，トロポニン，血液ガス，診断がはっきり
　しないときは BNP も測定）
・12 誘導 ECG
・胸部 X 線
下記の①から⑤のいずれの病型に該当するかを判断する

①血圧上昇（SBP＞140 mmHg），急性肺水腫型，急激発症は多
　い
　血管拡張薬（ニトロール®or ミリスロール®）投与
　　ミリスロール®（著明な高血圧時）：0.15 μg/kg/分
　　ニトロール®：2.5-5 mg IV→1.5-8 mg/分
　※カルペリチド（ハンプ®）の使用について上級医と相談
　※利尿薬の使用は体液過剰を認める場合に限られる（このタイ
　　プでは稀）

②体液貯留優位型（多くは SBP 100-140 mmHg），数日の経過
　で発症が多い
　血管拡張薬に加えて利尿薬（ラシックス®10-80 mg）の静注
　を考慮

③心原性ショック（SBP＜90 mmHg）
　1）呼吸管理
　2）循環管理
　　昇圧薬（ノルアドレナリン 0.5-30 μg/分，ドパミン 5-15
　　μg/kg/分）や強心薬（ドブタミン，PDEⅢ阻害薬）
　　血圧が保てれば血管拡張薬，利尿薬
　　強心薬使用しても血圧，臓器血流が維持できない場合は補
　　助循環（IABP，PCPS）考慮
　3）原疾患の治療
　　急性冠症候群が原因の場合は血行再建（PCI or CABG）の
　　タイミングを逸しない

④急性冠症候群
　血行再建（PCI or CABG）のタイミングを逸しないために直
　ちに循環器医に連絡

⑤右心不全
　原疾患（多くは呼吸器疾患）の治療を優先する

9. 大動脈解離 (aortic dissection)

いつ疑うか

* 突然の胸痛・腰痛，背部痛，失神，麻痺や**意識障害**などを呈する症例では必ず考慮する（考慮されなければ見落とされるリスク大）．
* 一見すると，**関連がないように思える複数の症状**を呈す場合にも想起する．

  ※これらの多彩な症状を呈するのは「side-branch malperfusion」によって生じ，また症状の変化などもその機序が「dynamic」なものか「static」なものかで差が生じる．

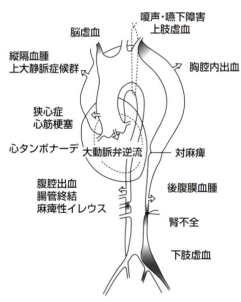

日本循環器学会．大動脈瘤・大動脈解離診療ガイドライン
(2011年改訂版).
http://www.j-circ.or.jp/guideline/pdf/JCS2011_takamoto_s.pdf
(2018年3月閲覧)

大動脈解離診断のアルゴリズム

Step 1：大動脈解離の可能性がある患者を認識

胸痛，背部痛，腹痛
失神
血流障害を示唆する症状（例：中枢神経，腸管，心筋，上肢や下肢）

Step 2：ベットサイドにおけるリスク評価（ADD risk score）
病歴，痛みの性状，身体所見のリスクにいくつ該当するか？

【ハイリスクな病歴】
Marfan 症候群
大動脈疾患の家族歴
大動脈弁疾患を指摘されている
最近の大動脈処置
胸部大動脈瘤を指摘されている

【ハイリスクな身体所見】
血流障害を示唆する所見：脈拍欠損や血
圧差，局所神経欠落症状（痛みを伴う）
新規の大動脈弁閉鎖不全症を示唆する心
雑音（痛みを伴う）
低血圧やショック

【ハイリスクな痛みの性状】
「突然発症」，「激しい痛み」，「引き裂
かれるような痛み」の胸痛・腹痛・背部痛

Step 3：リスクに基づいた診断アプローチ

【ADD risk score 0】
・他の疾患が確定したか？
⇒ No であれば
・原因不明の血圧低下や胸
部 X 線での縦隔拡大が
あるか？（⇒ Yes なら
ば大動脈の画像評価）
・高齢，大動脈疾患のリス
クファクターあり，失神
などを認める場合は大動
脈の画像評価を考慮

【ADD risk score 1】
・ECG で STEMI はある
か？（⇒ Yes の場合，
Primary ACS ならば
PCI，大動脈解離に起因
する MI を疑う場合は大
動脈の画像評価）
・胸部 X 線，診察，さら
なる検査で他の疾患が確
定するか？ 他の疾患が
確定しないのであれば大
動脈の画像評価を

【ADD risk score
2，3】
ただちに大動脈の画像
評価

Step 4：
大動脈の画像評価

経食道エコー
CT
MRI

〔*Circulation*. 2011, 123（20）：2213-2218.〕

大動脈解離を疑った際に何を検討するか

＊大動脈解離の診断は，**ER 診療の鬼門**である．以下の診療アルゴ
リズムを参考に．
＊確定診断としては，大動脈の画像評価を行う．**単純/造影 CT 検査**
が一般的である．

診察時の注意‼

＊四肢の脈拍は左右差なく触れるか？　血圧の左右差はあるか？
　　※ ER を受診した非大動脈解離患者の約半数に 10 mmHg 以上，約
　　　20％には 20 mmHg 以上の血圧左右差があったという報告もあ
　　　る．　　　　　　　　　　〔*Arch Intern Med.* 1996, 156（17）：2005-2008.〕

＊胸部 X 線写真での「縦隔拡大＞8 cm」は，臥位ポータブル撮影で
　は判断は困難．

＊12 誘導心電図で下壁誘導での ST 上昇型急性心筋梗塞（STEMI）
　をみた際にも，右冠動脈（RCA）を巻き込む解離を鑑別に挙げる．

＊「突然の痛み」「胸部 X 線での大動脈陰影・縦隔拡大」「血圧・動
　脈拍動の四肢左右差」のすべてが陰性の大動脈解離が 7％も存在
　する．　　　　　　　　　　〔*Arch Intern Med.* 2000, 160（19）：2977-2982.〕

＊経胸壁心エコー検査の感度はそれほど高くないが，大動脈弁逆流
　症（AR）や心嚢液の有無の評価が可能であり，経時的変化もみら
　れるため，有用である．

＊D-dimer＜500 ng/mL（0.5 μg/mL）であれば，24 時間以内発症の
　大動脈解離の可能性は低くなることが報告されている．
　Likelihood ratio（LR）−0.07
　　　　　　　　　　　　　　　〔*Circulation.* 2009, 119（20）：2702-2707.〕

＊大動脈造影 CT 検査で解離を指摘できない場合にも，以下のこと
　を検討する．
　①血栓閉塞型大動脈解離の見逃しはないか，②大動脈分枝の単独
　解離の見逃しはないか，③特発性の脊髄硬膜外出血の可能性：
　MRI を考慮．

**正しく診断されなかった際の致死率が高いので，少しでも大動脈解
離の可能性が残る場合は，必ず上級医と相談して画像評価を考慮す
る．**

診断がついたときに行う初期治療

＊直ちに上級医・心臓血管外科 call.

＊初期対応医が CT で見るべき所見は単に「大動脈解離」の診断だ
　けではない．

> 1）どの分類になるか
> 2）エントリーやリエントリーはどこか
> 3）分枝臓器の灌流障害の有無

造影 CT 所見による分類

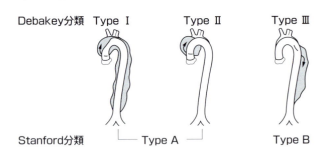

<降圧療法>
　動脈壁に対する「ずり応力」を低下させる（降圧と同時に脈拍も抑える）ことが重要で，臓器血流の悪化を及ぼさない範囲（尿量や意識状態などを参考）で収縮期血圧をできるだけ下げる．
　β遮断薬の使用が推奨されている．

使用(例)
ニカルジピン 0.5-6 μg/kg/分＋プロプラノロール 1-2 mg iv

目標収縮期血圧：100-120 mmHg

<鎮痛>
　疼痛は解離の進行を増悪させる（血圧↑，脈拍↑）．上級医の指導下でモルヒネか非麻薬性鎮痛薬を使用．

使用(例)
モルヒネ 5-10 mg iv／ブプレノルフィン 0.2 mg 緩徐に iv

急変したときに考えること
＊大動脈解離（特に Stanford Type A）の症例は，突然の心破裂による心タンポナーデの危険が高い．
＊患者が急変したら心タンポナーデを疑う．迅速にエコーを行い，心嚢穿刺の準備をすること．

10. 高血圧緊急症 (hypertensive emergencies)

いつ疑うか

＊重度の高血圧（多くは収縮期血圧≧180 mmHg, 拡張期血圧≧110 mmHg）でバイタルサインの異常や体調不良を訴える場合.

高血圧緊急症を疑った際に何を検討するか

＊高血圧に起因する臓器障害の所見はあるか？

意識障害は？ けいれんは？
眼底所見➡うっ血乳頭は？
胸部聴診・胸部X線➡肺水腫所見は？
検体検査（尿・血液）➡蛋白尿, 急速な腎機能障害は？

＊血圧上昇を来す他因子はないか？

高血圧症に関する治療歴・内服歴は？ 内服の中断は？
疼痛・外傷は？ 不安・ストレスは？

＊本当に緊急に血圧降下が必要な病態か？
緊急に降下が必要な病態

高血圧性脳症（非常に稀）	急性心不全・急性冠症候群
クモ膜下出血	高血圧性腎症
大動脈解離・大動脈瘤	子癇発作

診察時の注意‼

＊**血圧の絶対値だけで高血圧緊急症と判断しないこと‼** 高血圧に起因する急性・進行性の臓器障害があって, はじめて高血圧緊急症である.

＊患者の不安に混乱して, **緊急の降圧が不要な病態で安易に降圧薬を使用しないこと.**

診断がついたときに行う初期治療

＊高血圧に起因する急性・進行性臓器障害ありと判断した場合には, それぞれの病態に対して, 降圧目標や薬剤使用について上級医に相談.

Part 4 救急疾患の診断と初期治療

その他

ER 診療で「血圧が高い」と心配で来院される方の多くは緊急降圧が不要である．傾聴し，何度か血圧を測定すると下がってくることも多々ある．多忙極める ER で患者さんに丁寧に説明することは，検査をすること以上に重要である．

11. 急性呼吸不全 (acute respiratory failure)

いつ疑うか

＊呼吸困難・息切れを呈する場合は，急性呼吸不全・慢性呼吸不全の急性増悪の可能性を検討する．

急性呼吸不全を疑った際に何を検討するか

＊バイタルサインの確認➡airway の異常を呈する場合は気道確保し，直ちに上級医 call.

＊動脈血酸素分圧（PaO_2）の確認

> 呼吸不全：$PaO_2<60$ mmHg
> 　Ⅰ型呼吸不全：$PaCO_2<45$ mmHg
> 　Ⅱ型呼吸不全：$PaCO_2\geqq45$ mmHg

＊胸部 X 線：気胸・肺うっ血，肺水腫，肺炎など原因疾患の検索．

診察時の注意‼

＊呼吸回数と動脈血酸素飽和度（**SpO₂**）は**単独で判断しない**．また，呼吸様式（努力様呼吸など）も注意深く観察．

＊**時間を計測しながら呼吸数を測定**することで初めて正確な呼吸数が得られる．

＊**パッと見で呼吸数を判断するだけでは不十分．**

〔*J Clin Monit Comput.* 2015, 29（4）：455-460.〕

＊**緊張性気胸の所見を見落とさない‼**

ショック＋皮下気腫・頸静脈怒張・気管偏位・片側呼吸音消失・打診で鼓音・片側の胸郭挙上．
緊張性気胸を疑ったら，直ちに第 2 肋間鎖骨中線上で留置針を刺して緊急脱気を行い，胸腔ドレーン挿入，上級医 call.

急性呼吸不全を疑った際の初期治療

＊酸素投与法による大まかな酸素濃度を理解する．ただし，実際には換気パターン，1 回換気量，呼吸数に影響される．次頁の表は理想値．

Part 4 救急疾患の診断と初期治療

鼻カニューラ

FiO₂：吸入中酸素濃度

酸素流量（L/分）	1	2	3	4	5
FiO$_2$（％）	24	28	32	36	40

酸素マスク

酸素流量（L/分）	5-6	6-7	7-8
FiO$_2$（％）	40	50	60

リザーバー マスク

酸素流量（L/分）	6	7	8	9	10
FiO$_2$（％）	60	70	80	90	99

・NPPV/HFNC などのデバイスを ER でも積極的に使用する.

　①HFNC：High-flow Nasal Cannula

　➤加湿することで, 高流量でも患者に苦痛なく使用できる.
　　最大 60 L/min

　➤一般的に言われている効果は様々

〔*Rev Port Pneumol.* 2013, 19（5）：217-227.〕

> 鼻咽頭の死腔洗い流し
> PEEP 効果/肺胞リクルートメント
> 加湿による粘液繊毛のクリアランスの向上

　➤急性呼吸不全患者の挿管回避, 抜管後の再挿管回避などに使用
　　されている. NPPV との使い分けは現状では結論に至っていな
　　い.

　②NPPV：Noninvasive Positive Pressure Ventilation

　➤フルフェイス型, マスク型など様々なタイプがある.

　➤患者の忍容性で問題が出る場合がある.

　➤現行のガイドラインで, 急性呼吸不全に対する使用でのエビデ
　　ンス（レベルⅠ, A）があるのは, ①COPD の増悪, ②心原性
　　肺水腫（日本呼吸器学会. NPPV ガイドライン　改訂第 2 版.
　　2015）.

<気管挿管の考慮>

必ず「なぜ気管挿管/人工呼吸なのか?」を考える.
①酸素化の改善,②換気の改善,③呼吸仕事量の軽減なのか,④気道確保なのか

*明確な挿管の適応基準は存在しない.あなたが「挿管しないとまずいかも」と思ったときこそが適応である.

> The indication for intubation and mechanical ventilation is thinking of it. Intubation is not an act of personal weakness. Initiating mechanical ventilation is not the "kiss of death."
> 「Marino PL. The ICU book 3rd ed. Lippincott, 2010.」より

*RSI(rapid sequence intubation)などの方法に関しては,上級医と相談すること.

*挿管(喉頭展開)困難の予測:"LEMONS"

Look externally	外観上の問題▷外傷など
Evaluate the 3-3-2 rule	横指(開口:3, オトガイ—舌骨:3, 口腔底—甲状軟骨:2)▷開口と短頭
Mallampati	Class Ⅳが挿管困難
Obstruction	気道閉塞の所見の有無
Neck mobility	頸部の可動性
Saturation	SpO_2低値

口腔内の広さを評価する簡便法(Mallampati 分類)

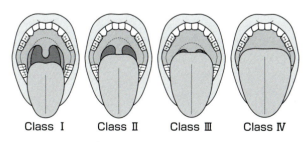

Class Ⅰ　　Class Ⅱ　　Class Ⅲ　　Class Ⅳ

*準備が最も重要.「備えあれば憂いなし」
　…吸引,ブジー,ビデオ喉頭鏡など

12. アナフィラキシー（anaphylaxis）

いつ疑うか

＊突然発症の全身蕁麻疹＋呼吸困難（喉頭浮腫），喘息，ショック，消化器症状（嘔気・嘔吐・下痢・腹痛）を呈する場合はアナフィラキシーを疑う．

＊ほとんどは抗原曝露から 15 分以内に発症する．1 時間経過して何もなければアナフィラキシーが起こることはない（運動誘発性は例外として注意する）．

アナフィラキシーを疑った場合の初期治療と検討事項

＊直ちにバイタルサインをチェックし治療を開始．

＜アナフィラキシーの治療＞

①**エピネフリン**：0.3-0.5 mg（小児では 0.01 mg/kg）
大腿前面外側に筋注（皮下注より即効性あり）
 ➢改善なければ 5-15 分おきに筋注．
 ➢皮下注は効果発現が遅いので用いない．静注は心室細動（VF）を誘発するので，心停止の場合のみ．
 ➢β 遮断薬使用中の患者ならグルカゴンを 1 mg 静注．

②**気道の確保**
 ➢急速に喉頭浮腫が起こることがあるので，エピネフリン筋注でも呼吸困難が進行する場合は早めに気管挿管を行う．
 ➢気管挿管が困難なら，直ちに輪状甲状靱帯穿刺を施行する．

③太い留置針で**血管確保**し，**細胞外液 or 生食**を全開で滴下

④**抗ヒスタミン薬**（H_1 受容体拮抗薬と H_2 受容体拮抗薬）
クロール・トリメトン® 10 mg もしくはポララミン® 10 mg　静注
ガスター® 10-20 mg　点滴静注を加えてもよい

⑤**ステロイド**：メチルプレドニゾロン　125 mg　静注
 ➢アスピリン喘息が疑われる場合，リンデロンまたはデキサメタゾンを使用．
 ➢作用発現に数時間を要し，遅延反応を予防する可能性がある．

診察時の注意!!

＊呼吸困難がなくても，「のどが痒い」「口の中が痒い」という症状がある場合は，喉頭浮腫へ進展する危険があり要注意!!

＊高齢者・心機能低下患者でも，アナフィラキシーを疑った場合は
　エピネフリン使用を躊躇してはいけない．エピネフリンを迷った
　ときが適応と心得る．
＊原因の可能性がある物質はすべて診療録に記載し，使用を中止す
　ること．原因物質への2回目以降の曝露はより重症のアナフィラ
　キシーとなりやすい．
＊諸説あり定まっていないが，遅延反応（6-12時間後の再発）が起
　こる可能性があり注意する．
＊β遮断薬内服患者のアナフィラキシーではグルカゴンを使用する
　こと（エピネフリンに反応が悪い）．
＊ACE阻害薬・アンジオテンシンⅡ受容体拮抗薬（ARB）内服時の
　血管浮腫（口唇浮腫を呈する）は治療に対する反応が悪いので要
　注意!!

Part
4
救急疾患の診断と初期治療

13. 気管支喘息 (bronchial asthma)

いつ疑うか

＊夜間～早朝に強い呼気延長を伴う呼吸困難があり，喘鳴を聴取するときは気管支喘息の可能性を考慮する．喘息を疑うとき，慢性咳嗽を認めることと気管支喘息の既往があることの特異度は各々約95％と高く，喘息の診断に有用．〔*Eur Respir J.* 2001, 17（2）：214-219/*Chest.* 1993, 104（2）：600-608.〕

気管支喘息を疑った際に何を検討するか

＊喘鳴を呈する他疾患（急性心不全，肺気腫，上気道狭窄）の可能性．
＊喘鳴がなくても，喘息の否定はできない．

問診，診察のコツ；

＊心不全を疑う時は，発作性夜間呼吸困難（仰臥位呼吸困難）があるか，頸静脈怒張や下腿浮腫の有無を診察し，心不全の既往を聴取．胸部X線で肺うっ血，心拡大の有無を確認する．☞Part 4　急性心不全（p137）
＊肺気腫を疑うときは，発作と発作の間に無症状とならず，夜間～早朝の喘鳴発作がないときである．高齢・男性・喫煙者の慢性咳嗽や呼吸困難を認めるときは，特に疑わしい．
＊上気道狭窄を疑うときは，頸部で stridor の有無を聴取する．
＊喘息発作はより重症化すると，呼吸音は減弱するため，明らかな wheeze を聴取しないことがある．逆に，より軽症の場合，その程度の小ささから，wheeze そのものの音も小さく聴取困難なときもある．

気管支喘息を疑ったときに行う初期治療

1．Ａ：気道，Ｂ：呼吸，Ｃ：循環＋バイタルサインを評価

＊会話可能でも，喘息発作が急性気道感染を契機としている可能性あり，痰詰まりの音が口腔内から聞こえないかを聴取．聞こえるのならば，速やかに吸痰処置を行う．
＊呼吸補助筋を使った努力様呼吸をしていないか，起座呼吸の有無や胸部聴診で wheeze の有無を確認しつつ，呼吸数と SpO_2 を評

価.頻呼吸,努力様呼吸や $SpO_2 < 90\%$ を認めたら,酸素投与開始.

＊橈骨動脈を触れ,ショック徴候がないかの評価をしつつ,バイタルサインを確認.呼吸困難,低酸素により発作初期の脈拍数は増加傾向だが,より重症化するにつれて,徐脈となり致死的となる.

＊問診,診察で急性心不全が否定できないのならば,胸部 X 線を施行し,肺うっ血,心拡大の有無を確認する.

2．治療方法

＜酸素投与＞

$SpO_2 \geqq 90\%$ を維持するように努める.☞Part 4　急性呼吸不全(p147).リザーバーマスクで,酸素流量 $\geqq 10\,L/$分まで増量させても,頻呼吸や $SpO_2 < 90\%$ が継続しているのならば,非侵襲的陽圧換気(NPPV)や気管挿管を考慮する.また NPPV を装着,設定30 分後に臨床所見が多少改善していても,NPPV 装着前の血液ガス(動脈血)検査結果と比較し,アシデミアや CO_2 貯留が増悪しているようならば,気管挿管を考慮する.

※ HFNC(High-flow nasal cannula)の使用についてはいまだ研究乏しく,NPPV に代用されるべきではない.

〔*Emerg Med Clin North Am.* 2016, 34(1):51-62.〕

＜短時間作用型 β_2 刺激薬＞

ネブライザーにてプロカテロール(メプチン®)0.3 mL＋生食 2 mLを吸入.必要に応じて 20 分毎に 3 回まで行う.

※意識障害,重症発作で吸入ができない場合は,エピネフリン(ボスミン®)0.3 mg の筋注を考慮するが,虚血性心疾患,重症不整脈,甲状腺中毒症などの合併疾患があると原則禁忌であるため,上級医と相談する.

＜ステロイド＞

β_2 刺激薬吸入でも改善を認めない場合は,ステロイドの全身投与を考慮する.ステロイドの経口投与は静脈投与と同等の効果があるため,内服,静注のどちらでもよい.効果発現まで 4 時間ほど必要なので,即効性はない.コハク酸メチルプレドニゾロン(ソル・メドロール®,プリドール®)40-125 mg またはコハク酸ヒドロコルチゾン(ソル・コーテフ®,サクシゾン®)100-500 mg の点滴静注を行うか,プレドニゾロン(プレドニン®)40-60 mg(または 0.5-1 mg/kg)の内服を行う.

Part 4　救急疾患の診断と初期治療

※アスピリン喘息[†]が疑わしいときやその既往があるときは，リンデロン®，デカドロン®などのリン酸エステル型ステロイドの投与を行う．

[†]アスピリン喘息：
　成人喘息の 10%を占め，慢性鼻炎，鼻ポリープの合併が多い．NSAIDs の内服後，数時間以内に重篤な喘息発作を起こし得る．交差反応率が大きい酸性 NSAIDs（ロキソプロフェン，アスピリンなど）やコハク酸エステル型ステロイドの使用は禁忌．解熱鎮痛薬として，塩基性 NSAIDs である塩酸チアラミド（ソランタール®）やアセトアミノフェンならば，比較的安全に投与できる．

3．原因検索

初期治療をしつつ，急性増悪の原因検索も行う．
・急性気道感染（肺炎，気管支炎）
・アレルゲン吸入（喫煙，ペット飼育，職業関連），気象，大気汚染
・薬剤（NSAIDs，β 遮断薬）
・アルコール摂取
・運動ならびに過換気発作，月経，疲労，ストレス

4．入院適応の判断

症状の改善を認めない場合や，改善しても短時間で再発を繰り返す場合，入院を要する重症喘息発作の既往があるなら，入院治療の必要性について上級医に相談する．初期治療への反応性が悪いときは，肺炎や気胸の合併も考慮し，胸部 X 線も施行する．

診察時の注意 !!
＊高齢者の喘息は，COPD との合併例（喘息 COPD オーバーラップ）があることもあり，呼吸器症状が重篤となりやすい．

14. 肺塞栓症 (pulmonary embolism)

いつ疑うか

＊突然出現した**呼吸困難，胸痛，失神，ショック**を呈する症例では肺塞栓症を考慮する.

疑った場合に何を検討するか

＊**バイタルサインをチェック➡**酸素投与，**静脈路確保（細胞外液 or 生食），モニター装着**
＊病歴と身体所見から肺塞栓の可能性を検討する（Clinical Decision Rule を活用）. 〔*Ann Intern Med.* 2011, 154（11）：709-718.〕

検査

①心エコー
半数の症例では陰性であるが，右室拡大，三尖弁閉鎖不全（TR），下大静脈の呼吸変動消失などの**右室負荷所見をチェック**する. 心室中隔が左室に張り出して圧排している所見がある場合は右室（RV）圧＞左室（LV）圧を示唆し，緊急事態（RV/LV 径比＞0.9 は予後不良を示唆）.

②D-dimer
検査前の検討で危険因子が少ない場合は，D-dimer が陰性であれば肺塞栓症を除外できる.

③造影胸部 CT
検査前の検討で**危険因子が多い場合，危険因子が少なくても D-dimer が陽性の場合に実施する**. 肺動脈に血栓が詰まっていることを確認する. 肺動脈は幹部だけでなく末梢まで追って確認する.

④胸部 X 線写真
多くの患者では非特異的異常所見（胸水，横隔膜挙上，肺陰影）のみ.

⑤心電図
S1Q3T3（Ⅰ誘導の S 波，Ⅲ誘導の Q 波・陰性 T 波）V_{1-4}誘導の陰性 T 波が有名だが，出現頻度は高くない.

Part 4 救急疾患の診断と初期治療

肺塞栓症診断に活用する臨床診断ルール①
Wells Rule（シンプル版）

①下肢の浮腫と深部静脈の圧痛	3 pt
②肺塞栓が最も疑わしい	3 pt
③頻脈（HR＞100）	1.5 pt
④過去4週間以内の臥床や手術	1.5 pt
⑤肺塞栓症・深静脈血栓症の既往	1.5 pt
⑥喀血	1 pt
⑦癌（過去6カ月以内治療，活動性）	1 pt
PE Risk	検査前確率
Low（＜2 pt）	3%
Moderate（2–6 pt）	28%
High（＞6 pt）	78%

肺塞栓症診断に活用する臨床診断ルール②
Revised Geneva Score（シンプル版）

①年齢	60–79 歳：1 pt
	80 歳–：2 pt
②肺塞栓症，深部静脈血栓症の既往	1 pt
③最近の手術歴	3 pt
④頻脈（HR＞100）	1 pt
⑤$PaCO_2$	＜36.2 mmHg：2 pt
	36.2–38.9 mmHg：1 pt
⑥$PaCO_2$	＜48.8 mmHg：4 pt
	48.8–59.9 mmHg：2 pt
	60.1–71.2 mmHg：2 pt
	71.3–82.4 mmHg：1 pt
⑦胸部 Xp 板状無気肺	1 pt
⑧胸部 Xp 片側横隔膜挙上	1 pt
PE Risk	検査前確率
Low（≦4 pt）	10%
Moderate（5–8 pt）	38%
High（≧9 pt）	81%

⇒肺塞栓が疑わしければ造影 CT.

疑わしくなければ D-dimer 評価. 異常があれば造影 CT. D-dimer 正常ならば PE はほぼ除外できる.

診断が確定した場合の初期治療

＊治療の概略は以下のように考えられている．血栓溶解療法・血栓除去術の適応について循環器内科・心臓外科へコンサルトする．

肺塞栓症の初期治療概略

呼吸管理
低酸素血症があれば酸素投与，必要あれば挿管による人工換気．胸腔内圧の増加により静脈還流が減少し右心不全を悪化させる可能性があるので，1回換気量は少なめに設定する．二酸化炭素が蓄積する病態ではないため頻回の血液ガス検査は不要．

【ショックあり】
循環管理
・輸液負荷は古典的ではあるが，右心室への容量負荷が左心室を圧排し左心拍出量を低下させる可能性があり，推奨されていない．
・ドパミン，ドブタミン，エピネフリンは効果がある可能性あり．
・心肺蘇生困難例，薬物療法にても呼吸循環不全を安定化できない例には ECMO（体外循環回路による治療）を導入．
＜外科的治療＞
カテーテル治療（外科的治療が不可能な場合）
血栓溶解療法＋抗凝固療法（外科的治療もカテーテル治療も不可能な場合）

【ショックなし】
①右心不全あり
　　血栓溶解療法＋抗凝固療法
②右心不全なし
　　抗凝固療法
　　下大静脈フィルター（抗凝固療法が失敗・禁忌の場合）

＊血栓症の増悪・再発防止のために抗凝固療法を施行する．ヘパリン 5,000 単位を静注し，その後 1,000 単位/時を投与し，活性化部分トロンボプラスチン時間（APTT）が正常の 1.5-2 倍となるように調節．

＊ワルファリン使用の場合は INR 1.5-2.5 でコントロールし，可逆的な因子がある場合は 3 カ月以上，原因不明の場合は 6 カ月以上継続が必要．

15. 肺　炎 (pneumonia)

いつ疑うか
＊発熱や全身倦怠感を呈する患者では必ず肺炎を鑑別に考慮し，咳・喀痰・呼吸困難・胸痛などの随伴症状を確認する．

肺炎を疑った場合に何を検討するか
1．バイタルサイン

　バイタルサインを確認．呼吸不全があれば，迅速に上級医をコールして治療開始．咳・呼吸困難・頻呼吸などの呼吸器症状，胸部の聴診所見を確認して，下記の検査を行う．

　①血液検査（血算，Na, K, BUN, Cr, AST, ALT, LDH, CPK, 血糖）など
　②胸部Ｘ線写真
　　必要に応じて胸部 CT 検査を考慮する（必須ではない）．
　③動脈血ガス分析
　　重篤な酸素化障害，換気不全を呈する場合に考慮する．
　④尿中肺炎球菌抗原・尿中レジオネラ抗原

2．喀痰のグラム染色と培養

　グラム染色も培養も良質な喀痰検体を得られればこそ有用．

　1) Miller & Jones 分類：喀痰の肉眼的な質

M1	唾液，完全な粘液性痰
M2	粘液性痰のなかに膿性痰が少量あり
P1	膿性痰で膿性部分が 1/3
P2	膿性痰で膿性部分が 1/-2/3
P3	膿性痰で膿性部分が 2/3 以上

＊M：mucous,
　P：purulent

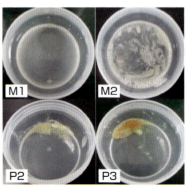

（名古屋掖済会病院細菌検査室　青木隆恵先生のご厚意により提供）

2）Geckler 分類：喀痰の 100 倍視野での質

1 群　白血球　＜10　　扁平上皮細胞＞25

2 群　白血球　10-25　扁平上皮細胞＞25

3 群　白血球　＞25　　扁平上皮細胞＞25

4 群　白血球　＞25　　扁平上皮細胞　10-25

5 群　白血球　＞25　　扁平上皮細胞＜10

6 群　白血球　＜25　　扁平上皮細胞＜25

◇1～3群は上気道の濃厚な汚染を受けた検体. 再提出を依頼することが望ましい

◇4～5群は良質な検体, 培養を実施する

◇6群は白血球減少症であれば適応

◇喀痰を洗浄するとグレードは上昇する

◇洗浄喀痰での評価方法ではない

　結核を疑うとき（ステロイド内服患者, HIV 感染者, ホームレス, 結核患者接触者に発症した徐々に増悪している肺炎）は喀痰または胃液の抗酸菌染色も提出する.

※かつては起炎菌確定のために, 血液培養が当然のように行われていたが, **血液培養結果が肺炎治療方針に影響を与えることはほとんどない**〔*Ann Emerg Med.* 2005, 46（5）：393-400.〕.

　診断が確定している場合は, 敗血症を疑う場合など特別な場合を除いて血液培養は必須ではない. しかし, 重大な基礎疾患があったり黄色ブドウ球菌感染症が疑われる場合は, 2セットの血培が重要なこともある.

3．重症度

バイタルサイン・全身状態から重症度を判定する.

重症度分類と入院適応（A-DROP）

●男性≧70 歳, 女性≧75 歳　　●BUN≧21 mg/dL または脱水あり ●意識障害あり　　　　　　　　●SpO$_2$≦90%（PaO$_2$≦60 mmHg） ●収縮期血圧≦90 mmHg

軽症：0 項目を満たす　　　　中等度：1 or 2 項目を満たす

重症：3 項目を満たす　　　　超重症：4 or 5 項目を満たす

注）SpO$_2$は呼吸回数で代償されるため, たとえ A-DROP で軽症となっても高齢者や施設肺炎では全身状態を考慮し, 入院を考慮すべき.

Part 4 救急疾患の診断と初期治療

※ CURB-65 も参考にする．〔*Thorax*. 2009, 64（Suppl 3）：iii 1-55〕

代表的な喀痰グラム染色像

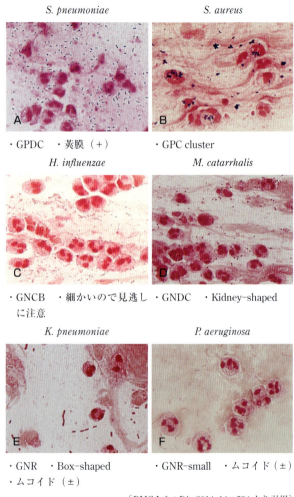

S. pneumoniae　　　　　*S. aureus*

A ・GPDC　・莢膜（＋）　　B ・GPC cluster

H. influenzae　　　　　*M. catarrhalis*

C ・GNCB　・細かいので見逃しに注意　　D ・GNDC　・Kidney-shaped

K. pneumoniae　　　　　*P. aeruginosa*

E ・GNR　・Box-shaped　・ムコイド（±）　　F ・GNR-small　・ムコイド（±）

〔*BMC Infect Dis*. 2014, 14：534 より引用〕

4．細菌性肺炎と非定型肺炎の鑑別 （感度 78%，特異度 93%）

- ●年齢＜60 歳
- ●基礎疾患がない，または軽微
- ●頑固な咳
- ●胸部聴診上所見が乏しい
- ●痰がでない，または迅速診断法で原因菌が証明されない

4 項目以上を満たす➡非定型肺炎を疑う．
3 項目以下➡細菌性肺炎を疑う．

5．起炎菌の推定

①**肺炎球菌**（最も多い）
1/3 の肺炎で起炎菌となり，1/5 では敗血症も起こす．
②**インフルエンザ菌**（COPD，アルコール中毒者）
β-ラクタマーゼ非産生アンピシリン耐性インフルエンザ桿菌（BLNAR）はアンピシリン・スルバクタム配合剤（SBT/ABPC，ユナシン-S®）には耐性だが，CTRX/CTX には感受性がある．
③**マイコプラズマ**（若い健常者．家族性発症あり）
咽頭痛，多形紅斑，脳炎，横断性脊髄炎
④**肺炎クラミジア**（若い健常者）
咽頭痛
⑤**黄色ブドウ球菌**（老人ホーム入居者，インフルエンザウイルス感染後）
⑥**モラクセラ・カタラリス**（COPD）
⑦**レジオネラ**（タバコ，免疫機能低下者）
温泉，循環式浴槽，空調システムを介して感染．消化器症状（下痢，嘔吐），意識障害，低 Na 血症，筋痛，血清 CPK 値上昇
⑧**ウイルス**（若い健常者）

※30%の肺炎ではウイルスや非定型肺炎を含め起炎菌が同定できない．

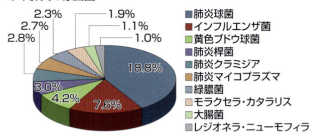

（日本呼吸器学会．成人肺炎診療ガイドライン　2017．より改変）

初期治療

＊グラム染色で起炎菌が推定できれば，できるだけ狭いスペクトラムの抗菌薬を選ぶ．

※キノロン系薬剤の安易な処方は，結核をマスクして死亡率を高めるため慎む．

市中肺炎のエンピリック治療の例を示す．

＜外来＞
　　アモキシシリン（サワシリン®）1日 3,000 mg 分 3　経口
　　※肺炎球菌に対してマクロライドは耐性となっている可能性が高い．
＜入院　ICU 以外＞
　　セフトリアキソン（ロセフィン®）1日 2 g　分 1
　　（65 歳以上は 1 日 1 g　分 1）（点滴）静注
　　＋アジスロマイシン（ジスロマック SR®）2 g 1 回のみ経口
＜入院　ICU＞
　　メロペネム（メロペン®）1回 1 g　8 時間ごと点滴静注
　　またはイミペネム・シラスタチン（チエナム®）1回 500 mg
　　6 時間ごと　点滴静注
　　※指導医と相談し多剤耐性緑膿菌，レジオネラ，メチシリン耐性黄色ブドウ球菌（MRSA）に対するカバーの必要性について検討する．
治療期間：48 時間無熱ならば最低 5 日．レジオネラ，マイコプラズマ，クラミジア肺炎では 2-3 週間．

診察時の注意!!

*臨床的症状から気道感染が疑われて全身状態が良くない場合は，胸部X線で肺炎像が認められなくても重症下気道感染症として，肺炎と同等に積極的に治療すること．経過中に脱水が改善されて肺炎像が顕著になる場合がある〔*Am J Med.* 2004, 117(5): 305-311.〕．

*脳血管障害の既往がある患者，ADL低下のある患者では，誤嚥性肺炎を考慮すること．

【誤嚥性肺炎】

起炎菌：肺炎球菌，ブドウ球菌，インフルエンザ菌，グラム陰性桿菌，嫌気性菌

グラム染色ではpolymicrobial patternを呈することが有名であるが，肺化膿症でも同様の所見となるため注意が必要である．

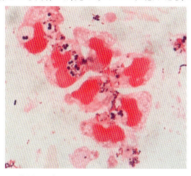

誤嚥性肺炎のpolymicrobial pattern
(沖縄県立八重山病院内科　横山周平先生のご厚意により提供)

治療

意識障害を伴う胃酸や胃内容物による肺障害（誤嚥性肺臓炎）ならば48時間は抗菌薬の投与は不要．コロニーを形成している口腔内細菌による肺炎（誤嚥性肺炎）ならば，グラム陽性球菌とグラム陰性桿菌をカバーする広域抗菌薬が必要である．嫌気性菌のカバーを検討する．

16. 敗血症 (sepsis)

いつ疑うか
＊発熱，悪寒，頻呼吸，低血圧，意識障害を呈する場合には敗血症の可能性を考える．

敗血症を疑った際に何を検討するか
＊**敗血症の定義**〔*JAMA*. 2016, 315（8）: 801-810.〕

2016年に敗血症の定義が変更になり，"sepsis-3"になった．本著では"sepsis-3"に準じた定義を以下に記す．

「SIRS」ではなく，「qSOFAスコア」を使用することに注意．

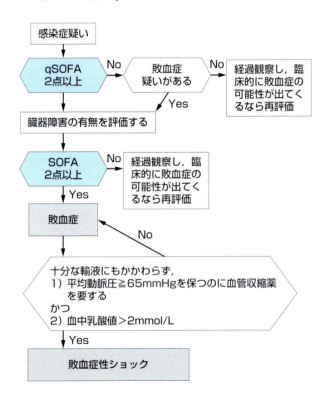

＜qSOFA スコア＞

呼吸数	22回/分
収縮期血圧	≦100 mmHg
意識障害	GCS＜15

＜SOFA スコア＞

スコア	0	1	2	3	4
PaO_2/FiO_2比	＞400	≦400	≦300	≦200	≦100
GCS	15	13-14	10-12	6-9	＜6
MAP	—	70 mmHg未満	ドパミン≦5γまたはドブタミンの使用（量は問わない）	ドパミン＞5γまたはアドレナリン≦0.1γまたはノルアドレナリン≦0.1γ	ドパミン＞15γまたはアドレナリン＞0.1γまたはノルアドレナリン＞0.1γ
血清Cre値（mg/dL）または尿量	＜1.2	1.2-1.9	2.0-3.4	3.5-4.9尿量＜500 mL/日	5.0＞尿量＜200 mL/日
血清Bil値（mg/dL）	1.2	1.2-1.9	2.0-5.9	6.0-11.9	＞12.0
血小板（×$10^3/\mu L$）	＞150	≦150	≦100	≦50	≦20

診察時の注意‼

＊高齢者などでは熱が出ないこともある．

＊血液ガスにて，「AG 開大代謝性アシドーシス＋呼吸性アルカローシス」を見た際は要注意．

＊「敗血症≠菌血症」であることは理解しておく．

＊発熱の程度では，菌血症は判断できない．

〔*JAMA*. 2012, 308（5）：502-511.〕

＊悪寒の程度で，菌血症のリスクが高くなる.

[*Am J Med.* 2005, 118（12）：1417.]

分類	LR（＋）
寒気（chilly sensation）	1.81
悪寒（chill）	2.7
悪寒戦慄（shaking chill）	4.65

＊**血液培養は 2 セット**が基本（1 セットでは感度が低め，3 セット以上では手間やコストの問題がある）.

[*J Clin Microbiol.* 2007, 45（11）：3546-3548.]

※感染性心内膜炎（IE）を疑うなら 3 セット.

＊**白血球上昇や CRP 上昇の程度と，敗血症の重症度は関連しない.**

＊感染源を検索：起炎菌推定を行い抗菌薬投与を行う.

> 頻度の高い感染症：肺炎，尿路感染症，胆道感染症，中枢神経感染症など
> 見落としやすい感染源：腸腰筋膿瘍，硬膜外膿瘍，椎間板炎，褥瘡，前立腺

診断がついたときに行う初期治療

＊以前までは 2001 年に報告された EGDT（Early Goal Direct Therapy）が gold standard であった. 近年，その有用性が疑問視されてはいるが，今日の敗血症診療の土台となっていることは否定し得ないため，知っておく価値は大いにある.

※現在は中心静脈圧（CVP）を指標にすることは推奨されていない.

＊初期輸液：低血圧に対して，**細胞外液を 30 mL/kg 以上（3 時間以内に）.**

＊平均血圧 65 mmHg 以上を目標に.

＊血管作動薬の**第一選択はノルエピネフリン.** 第二選択としては，エピネフリンやバソプレシンを用いる. ドパミンの腎保護作用は否定された.

＊補液・循環作動薬使用でも循環動態を保てない場合は，ステロイド静注の使用を考慮. ショック離脱を目安に. 最長 7 日間程度.

<EGDT>

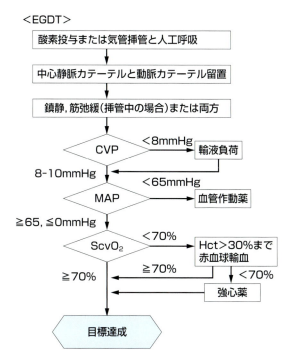

※ハイドロコルチゾン（HC） 200 mg/日
　　　　　　　　　「敗血症診療国際ガイドライン」（SSCG 2016)
　ハイドロコルチゾン　　　 300 mg/日
　　　　　　　　　「日本版敗血症診療ガイドライン 2016」

* Hb 7 g/dL 未満では，赤血球輸血を開始.
* 循環動態モニタリングで「これが一番有用！」というものはなく，**総合的に判断**することが望ましい．中心静脈圧（CVP）は推奨されない．
* 早期の抗菌薬使用（エンピリックにせざるを得ない場面はある）．
* 敗血症性 Acute Kideney Infection への早期血液浄化療法導入には，現時点で有用性を示すエビデンスはない．
* エンドトキシン吸着療法（PMX-DHP）は，現時点では有用性を示すエビデンスはない．
* 敗血症性 DIC に対しての，リコンビナント・トロンボモジュリンは現時点では有用性を示すエビデンスはない．

17. 緊急対応が必要な感染症

1. 発熱性好中球減少症 (Febrile Neutropenia：FN)

【定義】以下の①, ②を生じた場合
①好中球数が 500/μL 未満，または 1000/μL 未満で 48 時間以内に 500/μL に減少すると予想される状態
②腋窩温 37.5℃以上（口腔内温 38℃以上）の発熱

＊FN は内科的 emergency であることを認識する．見る見るうちに患者を失うことがある．
＊血液培養後速やかに，経静脈的に抗緑膿菌作用を有する抗菌薬を使用する．
　例）β-ラクタム系：セフェピム 1 回 2 g 12 時間毎，タゾバクタム・ピペラシリン
　　　カルバペネム系：メロペネム 1 回 1 g 8 時間毎，イミペネム・シラスタチン
＊血行動態が不安定，血液培養でグラム陽性球菌検出，カテーテル乾癬，皮膚軟部組織感染症，MRSA/PRSP 保菌者などでは，抗MRSA 薬の投与を検討する．

2. 細菌性髄膜炎

＊頭痛，発熱，項部硬直，光過敏，意識障害，痙攣を呈する場合は細菌性髄膜炎を考慮する．
＊jolt accentuation，Kernig 徴候，Bruzinski 徴候，項部硬直を認めれば診断に役立つが，認めなくても，否定はできないことに留意する．
＊細菌性髄膜炎の可能性がある場合は直ちに上級医を call し，迅速に腰椎穿刺を施行する．

※腰椎穿刺前のルーチンの頭部 CT 検査は不要だが，以下の場合は施行．
・意識障害　　　・神経巣症状　・痙攣発作　・乳頭浮腫
・免疫不全患者　・60 歳以上

主な起炎菌とエンピリック治療

予測因子	一般的な起炎菌	エンピリック治療
①年齢		
＜1 カ月	*Strepto. agalactiae* *E. coli* *Listeria monocytogenes* *Klebsiella* species	AMPC＋CTX or AMPC＋アミノグリコシド
1-23 カ月	*Strepto. pneumoniae* *Neisseria meningitides* *Strepto. agalactiae* *Haemophilus influenzae* *E. coli*	VCM＋第3世代セフェム
2-50 歳	*Neisseria meningitidis* *Strepto. pneumoniae*	VCM＋第3世代セフェム
＞50 歳	*Strepto. pneumoniae* *Neisseria meningitisdis* *Listeria monocytogenes* 好気性グラム陰性桿菌	VCM＋AMPC＋第3世代セフェム
②頭部外傷		
頭蓋底骨折	*Strepto. pneumoniae* *Haemophilus influenzae* B 群連鎖球菌	VCM＋第3世代セフェム
穿通性外傷	*Staphylo. aureus* コアグラーゼ陰性ブドウ球菌 好気性グラム陰性桿菌	VCM＋CFPM or VCM＋CAZ or VCM＋MEPM
③脳神経外科手術後	好気性グラム陰性桿菌 *Staphylo. aureus* コアグラーゼ陰性ブドウ球菌	VCM＋CFPM or VCM＋CAZ or VCM＋MEPM
④CSF シャント	コアグラーゼ陰性ブドウ球菌 *Staphylo. aureus* 好気性グラム陰性桿菌 *Propionibacterium acnes*	VCM＋CFPM or VCM＋CAZ or VCM＋MEPM

〔*Clin Infect Dis.* 2004, 39（9）：1267-1284.〕
AMPC：アモキシシリン，CTX：セフォタキシム，VCM：バンコマイシン，CFPM：セフェピム，CAZ：セフタジジム，MEPM：メロペネム

＊副腎ステロイド（デキサメサゾン 0.15 mg/kg，6 時間毎，抗菌薬
投与 10-20 分前に開始し，4 日間）投与については，上級医（神
経内科医）と相談すること!!
　※成人の肺炎球菌性髄膜炎にはエビデンスがあり，他の起炎菌に
　　も害はないかもしれない．

3. 壊死性筋膜炎

＊蜂窩織炎に似た皮膚の発赤，急速に進行する腫脹，疼痛，発熱，
皮膚の黒色壊死，ショックを認めた場合は壊死性筋膜炎を考慮．
＊LRINEC スコアが 13 点中 6 点以上であれば，陽性予測値 92%，
陰性予測値 96%．ただし，0 点でも壊死性筋膜炎の報告もあり，
参考程度に考えること．

LRINEC スコア

項目		点数
CRP (mg/dL)	＜15	0
	≧15	4
白血球数 (/μL)	＜15,000	0
	15,000-25,000	1
	＞25000	2
Hb (g/dL)	＞13.5	0
	11.0-13.5	1
	＜11.0	2
Na (mEq/L)	≧135	0
	＜135	2
Cre (mg/dL)	≦1.59	0
	＞1.59	2
血糖 (mg/dL)	≦180	0
	＞180	1

〔*Crit Care Med.* 2004, 32(7)：
1535-1541.〕

＊病初期には，身体所見がそろわない．LRINEC スコアの血液検査
結果にも異常が出ない．
＊組織ガス産生がなくても，否定はできない．

＊診断/治療は，試験切開/外科的デブリードマン＋迅速な抗菌薬投与．

- ・壊死した軟部組織　・出血が少ない　・dish water
- ・finger test 陽性

＊起炎菌の推定としては，患者背景や臨床像を参考にする．

- ・A 群 β 溶連菌：急速進行
- ・好気性菌＋嫌気性菌の混合感染：高齢者，糖尿病患者
- ・*Clostridium* 属：汚染創
- ・*Vibrio vulnificus*：肝硬変患者

＊しかし，抗菌薬治療は，エンピリックに「外さない」という方針は止むを得ない．MEPM or TAZ/PIPC＋CLDM±VCM を選択する．

推定起炎菌	抗菌薬
Streptococcus 属	PC＋CLDM
Clostridium 属	CLDM＋PC
Staphylococcus aureus	MSSA：CEZ/MRSA：VCM
Aeromonas hydrophilica	DOXY＋CPFX or CTRX
Vibrio vulnificus	DOXY＋CTRX or CTX

4. Toxic shock syndrome

＊黄色ブドウ球菌，連鎖球菌によって起こり，高熱，血圧低下，広範な紅斑，落屑，四肢の腫脹・疼痛，多臓器障害が特徴である．
＊月経に関連するもの（タンポン使用など）は約 50％．
＊診断基準としては以下のものを用いることが多い．

臨床基準
- ・体温＞38.9℃
- ・びまん性斑状紅皮症
- ・落屑：発症後 1-2 週間に発生（特に手掌や足底）
- ・血圧低下：SBP＜90 mmHg
- ・以下の 3 つ以上の多系統病変
  -消化器：発症時の嘔吐または下痢

－筋肉：重度の筋肉痛または CPK＞正常上限の 2 倍
－粘膜：腟，口腔咽頭また結膜の充血
－腎臓：BUN または Cre＞正常上限の 2 倍，または無症候性膿
　　　　尿（＞白血球 5/HPF）
－肝臓：血清総ビリルビンまたはトランスアミナーゼ値＞正常
　　　　上限の 2 倍
－血液：血小板＜100,000/mm^3
－中枢神経系：見当識障害または意識障害

検査基準
・血液/髄液培養陰性
・ロッキー山脈紅斑熱，レプトスピラ症，麻疹に対する検査陰性

〔「CDC 2011 Toxic Shock Syndrome Case Definition」より〕

＊抗菌薬選択の例は以下を参考にする．
　Staphylococcus aureus：1）MSSA：CEZ＋CLDM, 2）MRSA：
　VCM＋CLDM
　Streptococcus 属：PCG＋CLDM
＊CLDM は，βラクタム薬より post-antibiotic effect が長いなどの
　効果を期待して併用をする．

18. 消化管出血 （gastrointestinal bleeding）

いつ疑うか

明らかな吐血，下血を呈している患者以外にも，**腹痛，失神，め
まい**の患者を診察するときも，消化管出血の可能性を考慮する．

消化管出血を疑った際に何を検討するか

吐血，下血という主訴でも，下記病態のときがあるので注意する．
・鼻出血や口腔内出血の垂れ込み後の吐血
・別病態を原因とした頻回嘔吐後の吐血（Mallory-Weiss 症候群）
・吐血という主訴だったのに，実は喀血
・下血という主訴だったのに，実は不正性器出血

問診・診察のコツ

＊鼻出血，口腔内出血の有無を問診しつつ，鼻腔，口腔内もチェッ
ク．
＊頻回嘔吐後の吐血なのか．（→なぜ嘔吐をし始めたのかの原因検
索が必要．嘔吐の鑑別）
＊咳と一緒に血を吐いたのか．（→喀血の鑑別）
＊会陰部観察と直腸診（ジギタール）を行い，確実な下血なのかを
見極める．

消化管出血を疑ったときに行う初期治療

1．A：気道，B：呼吸，C：循環＋バイタルサインを評価

＊吐血による気道閉塞の有無を確認．会話可能でも，口腔内でゴボ
ゴボ音が聞こえるようならば，速やかに吸引．吸引し続けても血
液が溢れてきて $SpO_2 \geqq 90\%$ を保てないようならば，挿管を考慮
する．
＊吐血の誤嚥で，誤嚥性肺炎を併発している可能性あり．胸部聴診
しつつ，呼吸数と SpO_2 を評価．$SpO_2 < 90\%$ ならば，酸素投与も
しくは増量を．
＊橈骨動脈を触れ，ショック徴候（頻脈や冷汗湿潤）がないかを評
価しつつ，バイタルサインを確認．ショックがあれば，20 ゲージ
以上の太い留置針で 2 ルート以上の静脈路を確保しつつ，上級医
を call．

Part 4 救急疾患の診断と初期治療

＊仰臥位でバイタルサインが正常である場合は，座位や立位でのバイタルサインの変化を観察する．

※吐血，下血の病歴がはっきりしない場合も，以下が該当する場合は急性出血の可能性がある．

> 頻脈（仰臥位で HR＞100 回/分）
> 低血圧（仰臥位で sBP＜95 mmHg）
> 座位，立位における 30 回/分以上の HR 上昇や強いめまい感

〔*JAMA.* 1999, 281（11）：1022-1029.〕

2．出血部位の推定

＊吐血がなくても，心窩部痛・起立性低血圧・頻脈などの身体所見や既往歴（消化性潰瘍，悪性腫瘍，肝疾患），内服歴（NSAIDs，抗血小板薬，抗凝固薬）から上部消化管出血を疑う場合，経鼻胃管（NG チューブ）を挿入して胃内容物を確認する．

※ただし感度 42％と低く，除外診断には使えない．

〔*Ann Emerg Med.* 2004, 43（4）：525-532.〕

＊下血の場合は，直腸診で痔核や裂肛，腫瘤の有無，便の性状（鮮血便・黒色便）を確認する．

＊吐血か喀血か判然としない場合は，吐物の pH を調べることが有用．（吐血：胃酸混入を反映し酸性に，喀血：アルカリ性）

＊鑑別診断は，「Part 3　吐血・下血」（p82）を参照．

3．リスク因子の確認

・肝硬変を疑わせる所見（黄疸，クモ状血管腫，女性化乳房）

・内服歴（NSAIDs，抗血小板薬・抗凝固薬，抗菌薬）
　※抗菌薬は，出血性腸炎のリスク

・既往歴（消化性潰瘍，憩室炎，肝疾患，悪性腫瘍，大動脈瘤・大動脈解離，大動脈疾患術後）
　※大動脈疾患の有無は，大動脈腸管瘻のリスク

・喫煙歴，飲酒歴

4．検査

・血液検査（血算，生化学）
　急性の出血では，循環動態に影響を与えていても，**数値上 Hb の低下を認めないことがある．**

・凝固能検査

活動性出血を認める場合や，大量吐血・下血のエピソードがあれば，施行．抗凝固薬内服時や，悪性腫瘍など凝固異常疾患を考慮する場合も施行する．

・血液型検査

輸血を考慮する場合は，クロスマッチ用の採血も行う．

・胸部X線

消化管穿孔による free air を検出するには，胸部X線の立位撮影が優れるが，CT撮影のほうがより検出感度は高い．

〔*Radiol Clin North Am.* 1993, 31（6）：1219-1234.〕

・腹部〜骨盤CT

消化管出血に対してのルーチンなCT検査は，必須ではない．しかし，腹膜刺激徴候，悪性腫瘍，憩室炎，血管病変を疑う場合は，CTの適応について上級医と相談する．

・心電図

低酸素血症による二次性の心筋虚血で，狭心症症状を呈することがあるため，ST変化をチェックする．

5．緊急内視鏡治療の適応

入院適応の選別ができる Blatchford risk score と死亡率，再出血率を予測する Rockall score によると，緊急内視鏡治療の適応は下記に該当するときと考えられる．

---

①〜④のいずれかの徴候を認めたら，緊急内視鏡治療の適応について，上級医（消化器内科医）と相談する．

①新鮮血の吐血をしているとき

②ショックのとき

③経鼻胃管から新鮮血が引けたとき

④吐血・下血が改善（新鮮血なし，またはコーヒー残渣様の出血が少量）していても sBP≦100 mmHg，HR≧100回/分，BUN≧25 mg/dL，Hb≦10.0 g/dL，下血あり，うっ血性心不全，腎不全，肝硬変の既往，年齢≧60歳（特に≧80歳）

Part 4 救急疾患の診断と初期治療

下部消化管出血は，上部消化管出血に比べて絶食・輸液といった対症療法のみで自然止血を得られることが多いが，以下に該当する場合は，重篤な転帰となるリスクがあり，緊急治療（内視鏡・血管造影）の適応について上級医，専門医（消化器内科医，IVR 医など）と相談する．

sBP≦115 mmHg，HR≧100 回/分，4 時間以上の出血持続，腹部圧痛なし，失神あり，治療中の基礎疾患≧2 つ，アスピリン内服歴あり

　※治療中の基礎疾患：糖尿病，脳血管疾患，慢性肺疾患，心筋梗塞，心不全，肝疾患，腎不全，膠原病，癌，AIDS

〔*Arch Intern Med.* 2003, 163（7）：838-843.〕

診察時の注意 !!

＊上部消化管出血でも，大量出血の場合は黒色便ではなく，新鮮血の下血を呈することがあるため，ショック＋下血の場合は上部消化管出血も念頭に置く．

＊吐血の原因として，稀ではあるが大動脈瘤・大動脈解離や大動脈疾患術後の大動脈腸管瘻がある．これらの既往がある場合は，上級医（心臓血管外科医）と相談し，造影 CT の適応を考える．

＊β 遮断薬または Ca 拮抗薬内服時，高齢者では大量出血があっても頻脈にならないことがある．

19. 急性腎障害 (acute kidney injury)

いつ疑うか

　種々の原因によって腎臓の機能的または構造的な変化が起こり，急激な（48時間以内に）腎機能障害を来した状態で，以下のいずれかに該当する場合，急性腎障害と判断する．

> <KDIGO 基準>
> ✓ 血清 Cre 値が 48 時間以内に 0.3 mg/dL 以上の上昇
> または
> ✓ 血清 Cre 値が基礎値から 1.5 倍以上の上昇
> または
> ✓ 尿量<0.5 mL/kg/時が 6 時間以上持続した場合
>
> Kidney Disease：Improving Global Outcomes（KDIGO）　Practice Guidline for Acute Kidney Injury.

〔*Kidney Int.* 2012, 2（Suppl 1）：1-138.〕

急性腎不全を疑った際に何を検討するか

＊迅速にバイタルサイン（SpO_2を含む），血清生化学検査・血液ガス分析（静脈血でよい）．

＊尿検査（尿定性・尿沈渣）・心電図・胸部X線を確認する．

＊内服薬剤を確認する．

＊急性腎不全の鑑別として，まず腎後性腎不全，腎前性腎不全を鑑別する．

＊腎前性腎不全：出血や脱水などの循環血液量減少が最も多い原因である．

> ➤ FENa（[尿 Na/血清 Na]/[尿 Cre/血清 Cre]×100%)<1%（腎臓が Na を頑張って再吸収している）であれば，腎前性腎不全を考える．（ただし利尿薬を使用している場合は，FEUN<35%で判断する．）

＊腎後性腎不全：エコーで膀胱内尿量，水腎症の有無を確認する．

＊**以下の所見を認めるときは緊急血液透析を考慮し，腎臓内科コンサルテーションが必要となる．**

> ➤ 重度の代謝性アシドーシス（pH<7.2）
> ➤ 薬物治療でコントロールできない高 K 血症（K>6.5 mEq/L ま

急性腎不全アルゴリズム

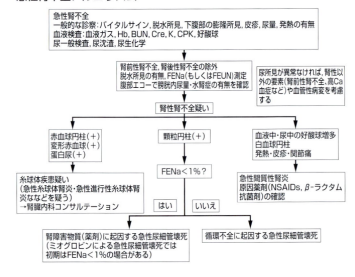

たは心電図変化を認める場合)
- 尿毒症（意識障害，激しい嘔吐，痙攣）
- 利尿薬に反応しない溢水

*緊急性を認めない場合は上のアルゴリズムを参考に鑑別を進める．
*尿沈渣において正常でも，硝子円柱を認める場合がある．
*間質性腎炎：薬剤によるものが多く，NSAIDsやβ-ラクタム系抗菌薬によるものが多い．発熱・皮疹・関節痛が3徴候とされるが，すべて認めないことも多い．

診察時の注意!!
*急性腎不全と慢性腎不全増悪も鑑別には，過去の病歴・貧血の有無・腹部エコーなどの画像評価による腎萎縮の有無が参考になる．

Mini Lecture

〈造影剤腎症〉
・慢性腎不全の患者で造影剤を使用すると発症しやすいと言われている.
・予防としては生理食塩水の事前投与, 脱水を避け, 腎障害を来す他薬剤の使用を中止する.

〔*Kidney Int Suppl.* 2012, 2（1）: 1-138.〕

20. 電解質異常 (electrolyte disorders)

1. 高K血症
定　義：血清K濃度が5.0-5.5 mEq/L以上
症　状：ほとんどは無症状，息切れや倦怠感など非特異的な症状を呈する．不整脈で突然心停止を起こすことがある．
原　因：①K排泄障害：腎不全，副腎不全，尿細管障害など
　　　　②薬剤（ACE阻害薬，NSAIDs，K保持性利尿薬など）
　　　　③細胞内からのシフト：代謝性アシドーシス，細胞障害（横紋筋融解症，腫瘍崩壊症候群など），周期性四肢麻痺
　　　　④K摂取量増加：K経口摂取増加（腎機能が悪化している場合）
　　　　※元気な患者で偶然みつかった高K血症は，偽性高K血症（検体の溶血，点滴の混入，白血球増加＞5万）を考慮する必要がある．
対応と治療：
・心電図をチェックする．偽性高K血症を疑う際は，K値の再検を行う．
・Kの値よりも心電図変化が治療の緊急性を決定する．
・K＜5.5 mEq/Lなら心電図変化はまれ．

高K血症の心電図所見

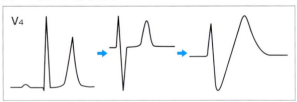

高 K 血症の治療

方法	作用出現時間	持続時間	備考
A）8.5%グルコン酸カルシウム（カルチコール®）10-20 mL 静注	数分	30-60 分	心電図変化は改善する
B）レギュラーインスリン 10 単位＋50%グルコース 50 mL（ブドウ糖 25 g）を静注 もしくはレギュラーインスリン 10-20 単位＋10%グルコース 500 mL を 1 時間かけて点滴投与	10-20 分	4-6 時間	
C）β_2刺激薬の吸入	30 分以内	2-4 時間	
D）陽イオン交換樹脂（カリメート®，アーガメイトゼリー®）15-30 g を経口投与	1-2 時間	排便するまで	
E）血液透析	数分		

診察時の注意 !!

・高度の徐脈（特に P 波がはっきりしない場合）や除脈＋ショック，不整脈があれば必ず迅速に血清 K 濃度をチェックすること！
・ジギタリス中毒による高 K 異常を認めた場合には**Ca製剤は禁忌**．Mg を緩徐に投与する．

2. 低 K 血症

定　義：血清 K 濃度が 3.5 mEq/L 未満

症　状：不整脈，筋力低下，便秘，イレウス，倦怠感，呼吸筋麻痺による低換気

原　因：①K の喪失

　　　　1）消化管からの喪失（嘔吐，下痢，下剤乱用）
　　　　2）腎からの喪失（利尿薬，尿細管性アシドーシス，ミネラルコルチコイド分泌増加，低 Mg 血症）

※ミネラルコルチコイド作用の亢進を起こす疾患には，原発性アルドステロン症，続発性アルドステロン症（脱水，心不全），偽性アルドステロン症（甘草），クッシング症候群，Bartter症候群がある．
※ Mgの欠乏は腎臓からのK排泄を促進する．

②Kの摂取不足
・食事からは1日50-100 mEqのKを摂ることができる．
・神経性食思不振症や慢性アルコール中毒では摂取不足を起こす．

③細胞内への移動（アルカローシス，甲状腺機能亢進症に伴う周期性四肢麻痺，インスリン，カテコラミン）

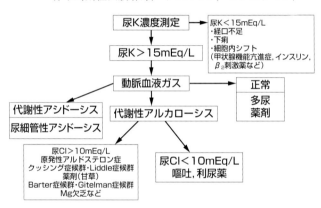

対応と治療：
・心電図異常の合併（QT延長や多形性心室頻脈）をチェックする．
・K＞3.0 mEq/Lの場合は，原則として経口投与で補正を行う（下痢などで消化管が使用できない場合は経静脈的に補正）．
・スローケー®は，Kを8 mEq/1錠を含有．
・アスパラカリウム®は，Kを1.8 mEq/1錠を含有．
・Kが2.5-3.0 mEq/Lの場合は，状況に応じて補正方法を選択する．
　症状・心電図異常ともにない場合：経口補正．
　症状や心電図異常がある場合：経静脈補正．
・K＜2.5 mEq/Lの場合は経静脈的に補正を開始する．
　末梢静脈路の場合は，K濃度は40 mEq/L以下，投与速度は10-20 mEq/時とする．

中心静脈路の場合は，K 濃度は 100 mEq/L 以下，投与速度は 20-40 mEq/時とする．

経静脈的 K 投与時の注意点

・決して急速静注しない！（血清 K 値が急速上昇し心停止を起こす）
・定期的に血清 K 濃度を測定する．
・低 K 補正に反応が悪い場合は，低 Mg 血症の合併を考慮する．（正常血清 Mg 値＝1.5-3 mg/dL）

Mini Lecture

＜低 Mg 血症合併を考慮する病態＞

・ひどい嘔吐，吸収不良症候群　・低 K 血症
・飢餓　　　　　　　　　　　　・薬剤（利尿剤，アミノグリコシド）
・アルコール依存症　　　　　　・低体温
・低 Ca 血症，低 P 血症　　　　・熱傷
・糖尿病ケトアシドーシス　　　・甲状腺機能亢進症
・敗血症　　　　　　　　　　　・授乳中

※体内 Mg の 99%は細胞内にあり，血清中には約 0.3%が存在するのみ．そのため血清 Mg 濃度は体内の Mg 欠乏の指標にはならない．

〔*Scand J Clin Lab Invest Suppl.* 1994, 217：83-87.〕

※低 Mg 血症を疑ったら Mg を投与．（マグネゾール® 1-2 g＋生理食塩水 100 mL を 1 時間かけて投与）

Part 4 救急疾患の診断と初期治療

3. 低 Na 血症

定　義：血清 Na 濃度が 135 mEq/L 未満

症　状：重症例では痙攣，意識障害．中等症〜軽症例では嘔気・嘔吐・頭痛．

原因検索：

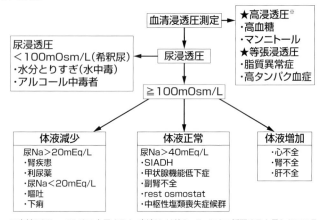

※血糖100mg/dLずつ上昇すると，血清Naは約2mEq/Lずつ低下すると言われている

対応と治療：

 A) 重篤な神経症状（痙攣・意識障害）がある場合：3%生理食塩水による治療を行う．
  具体的には，0.9%生理食塩水 400 mL（500 mL 製剤から 100 mL を抜き取り破棄する）+ 10%生理食塩水 120 mL
  3%生理食塩水での補正は急速に血清 Na 値が上昇する可能性があるため，1 時間ごとのモニタリングなどが必要となる．

 B) A) 以外は原因検索を行い，対応する．
  ※低 Na 血症の治療時は浸透圧性脱髄症候群に注意する．予防には，血清 Na 濃度を 0.5-1.0 mEq/L/時以下の速度で，10 mEq/L/日よりも速く補正しない．

4. 高 Na 血症

定　義：血清 Na 濃度が 145mEq/L 以上

症　状：脱力，意識障害，けいれん

原因検索と治療：ER では高齢者が経口摂取できなくなった際に認めることが多い．他にも医原性に生じることもあり，長期経腸栄養・経静脈栄養管理されている患者には注意が必要である．

急性発症（48 時間以内）か慢性経過であるのかを判断する必要があるが，急性のものは少なく，不明である場合は慢性経過と考えるべきである．

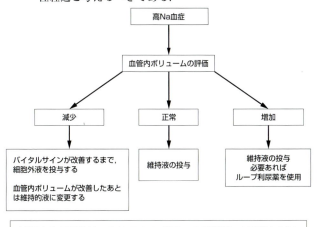

5. 高 Ca 血症

定　義：血清 Ca 濃度が 10.5 mg/dL 以上，イオン化 Ca 濃度で 1.33 mmol/L 以上

アルブミン値＜4.0 g/dL の場合は補正 Ca 濃度で評価を行う．

〔補正血清 Ca 濃度〕
＝［実測血清 Ca 濃度 mg/dL］－［血清 Alb 濃度 g/dL］＋4

症　状：多尿，脱水，意識障害，嘔気/嘔吐，腎障害，尿路結石

原　因：①副甲状腺機能亢進症＜外来患者では最多とされる＞
　　　　②悪性腫瘍（PTHrp 産生腫瘍，骨転移を認めるものなど）

＜入院患者では最多とされる＞

③ビタミン D 過剰（薬剤性）

④その他（サイアザイド系利尿薬，サルコイドーシス，甲状腺機能亢進症など）

治　療：症状がある場合，補正血清 Ca＞14 mg/dL では下記の手順で緊急治療を開始する．

A）生理食塩水投与

かなりの脱水があるので補液を十分行う．

高 Ca 血症では，バソプレシン（AVP）不応性から尿の濃縮障害を来し多尿となり，脱水となる．まずは補液（必ず Ca を含有しない生理食塩水など）を投与する．

B）ビスホスホネート製剤（ゾメタ® 4 mg ＋生理食塩水 100 mL を 15 分以上かけて投与）．

悪性腫瘍に伴う高い Ca 血症の場合には使用する．効果発現には約 48 時間程度かかるため速やかに投与する必要がある．

C）カルシトニン（エルシトニン® 40 単位　1 日 2 回筋肉注射もしくは点滴投与）

高 Ca の原因によらず使用可能である．4-6 時間で効果発現はあるが作用時間が短いため，頻回投与が必要となる．

D）透析

※高 Ca 血症に対するフロセミド投与のエビデンスはなく，体液量の低下から高 Ca 血症を助長する可能性を指摘されている．

Mini Lecture

＜癌患者で緊急治療が必要な場合 oncology emergency＞

①高 Ca 血症

②発熱性好中球減少症（FN）
　好中球減少（＜500/μL）または 1,000/μL 未満で，48 時間以内に 500/μL 未満に減少すると予想される状態で，37.5℃以上の発熱を生じた場合．全身状態が悪化する可能性があり，早急な対応が必要となる．

③脊髄圧迫症候群
　癌の椎骨転移により脊髄が圧迫され，下肢筋力低下・対麻痺，知覚低下，腰痛，膀胱・直腸障害が起こる．

④腫瘍崩壊症候群
　化学療法により腫瘍が急速に崩壊し，電解質異常や高尿酸血症により急性腎不全を起こすことがある．補液とアロプリノール内服による予防が重要である．

⑤上大静脈症候群
　肺癌，悪性リンパ腫などにより上大静脈が閉塞し，上半身の浮腫，呼吸困難，咳，頸静脈怒張が起こる．

⑥心タンポナーデ
　白血病，悪性リンパ腫，肺癌，乳癌で起こることがある．呼吸困難，胸痛，頸静脈怒張，頻脈，チアノーゼを起こす．そのほか，気道狭窄，消化管狭窄，肺塞栓もある．

Part 4　救急疾患の診断と初期治療

21. 糖尿病性ケトアシドーシス，高浸透圧性高血糖昏睡

（diabetic ketoacidosis, hyperosmolar hyperglycemic state）

いつ疑うか

＊糖尿病患者の意識障害・不定愁訴・急性胃腸炎症状（頻回の嘔吐・下痢）をみたら必ず糖尿病性ケトアシドーシス（DKA：diabetic ketoacidosis）・高浸透圧性高血糖昏睡（HHS：hyperosmolar hyperglycemic state）を考慮する．

＊約2割の患者は，DKA・HHS発症時に初めて糖尿病を指摘されることもあるため留意する．

DKA や HHS を疑った際に何を検討するか

＊迅速にバイタルサイン・血糖値・血液ガス分析（静脈血でよい）・尿検査を確認する．
（静脈血では動脈血と比べて HCO_3^- は2mEq/L上昇，pHは0.05低下する）

DKA と HHS の比較

	糖尿病性ケトアシドーシス（DKA）	高浸透圧性高血糖昏睡（HHS）
血糖値	＞250 mg/dL	＞600 mg/dL
動脈血液ガス pH	≦7.30	＞7.30
HCO_3^-	≦18 mEq/L	＞18 mEq/L
尿・血中ケトン	陽性	弱陽性
アニオンギャップ	＞10 mEq/L	さまざま
意識障害	さまざま	あり

※糖尿病性ケトーシス：尿中ケトン（＋）でも血液pH＞7.3，HCO_3^- ＞15mEq/Lでアシドーシスが軽度の場合も上記に準じて治療を開始する．

＊特にHHSでは誘因を検索し，併せて治療を行う．
感染症（約3-6割），急性心筋梗塞，脳血管障害，外傷，その他（熱中症・甲状腺機能亢進症・肺塞栓症，イレウスなど）

〔*Diabetes Care*. 2001, 24（1）：131-153.〕

〈訂正とお詫び〉

本書の「21. 糖尿病性ケトアシドーシス, 高浸透圧性高血糖昏睡」の項 (p188)におきまして, 図 2 点が抜けておりました.
ここに謹んでお詫び申し上げます.

「輸液療法」プロトコールは, p189 の「インスリン療法」プロトコールの前に入ります.「K 補充」プロトコールは,「インスリン療法」プロトコールの後に入ります.

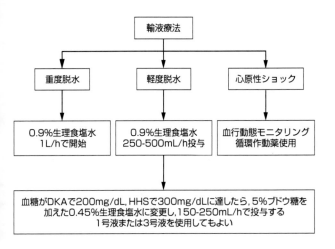

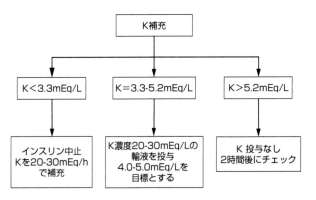

初期治療

* 治療は，両者とも細胞外液による補液とインスリンによる治療である．
* HHSの場合はDKAと比較して脱水の程度がひどく，補液量が大量になることが多い．

以下にプロトコールを記載する．
※メイロン®によるアシドーシスの補正は，pH≧6.9の場合以外には行わない．

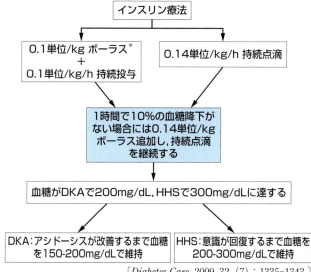

〔*Diabetes Care*. 2009, 32（7）：1335-1343.〕

* インスリンのボーラス投与は上級医と相談してから行う
  投与の際は低血糖に注意する
  また血清K濃度が3.3mEq/Lの場合はインスリン治療を控える

治療時の注意!!

* 心不全を恐れて脱水の補正が不十分になることが治療失敗の最多原因．高齢者・心機能低下患者でも循環動態をモニタリングして適切に脱水補正を行うこと．
* 初診時に血清K値が正常〜高値でも，治療によって必ずK濃度は低下してくる．低K血症に注意する．

22. 低血糖 (hypoglycemia)

いつ疑うか

＊意識障害，脳卒中症状，全身倦怠感，糖尿病患者の不定愁訴，小児の下痢・嘔吐では必ず低血糖を考慮し，迅速に血糖値を測定する．

＊脳血管障害を疑う場合は，CT よりも先に血糖をチェックする．（低血糖により片麻痺が起こる場合もある）

＊低血糖時には交感神経が賦活化されるため，冷汗が顕著になる．（冷汗＋意識障害は低血糖を疑う）

低血糖と診断がついたときの初期治療と検討事項

＊初期治療：50%ブドウ糖液 40 mL iv＋30 分後に血糖値再検

＊ブドウ糖静注だけを行っただけで帰宅させてはいけない．

➡低血糖発作では原因の究明と再発防止の指示が重要である．

＊糖尿病治療歴がある場合は「いつ，何を，どれだけ，使用しているか」をはっきりさせる．

＊作用時間が長いインスリン（中間型・持効型インスリン）やスルホニル尿素系薬剤では低血糖が遷延することがある．

➡入院での経過観察が必要となることが多い．

＊高齢者や肝・腎機能障害患者では特に注意が必要である．

主な経口血糖降下薬の作用時間

	薬剤一般名	主な商品名	血中半減（時間）	作用時間（時間）
スルホニル尿素系薬剤	グリベンクラミド	オイグルコン®，ダオニール®	2.7	12-24
	グリクラジド	グリミクロン®	6-12	6-24
	グリメピリド	アマリール®	1.5	6-12
速効型インスリン分泌促進薬（グリニド薬）	ナテグリニド	スターシス®，ファスティック®	0.8	3
	ミチグリニド	グルファスト®	1.2	3
	レパグリニド	シュアポスト®	0.8	4

主なインスリン製剤の作用時間

インスリン製剤名	主な商品名	発現時間	最大作用時間	持続時間
超速効型	ノボラピッド® ヒューマログ®	10-20 分 15 分以内	1-3 時間 0.5-1.5 時間	3-5 時間 3-5 時間
速効型	ヒューマリン R®	30-60 分	1-3 時間	5-7 時間
混合型	ノボラピッド 30 ミックス® ヒューマリン 3/7®	10-20 分 30-60 分	1-4 時間 2-12 時間	約 24 時間 18-24 時間
中間型	ヒューマリン N®	1-3 時間	8-10 時間	18-24 時間
持効型	ランタス® レベミル® トレシーバ®	1-2 時間 1 時間 該当なし	明らかな ピークなし 3～14 時間 明らかな ピークなし	約 24 時間 約 24 時間 42 時間以上

糖尿病治療歴がない低血糖で考えること

＊低血糖に際していくつもの防御機構がある．膵臓からグルカゴン，副腎からエピネフリンが分泌される．グルカゴンは肝臓のグリコーゲン分解による糖新生を行い，グルカゴンが枯渇した場合にはエピネフリンが肝臓の糖新生，組織の糖需要の抑制を行う．それでも低血糖が起こるというのは，かなりの異常事態である．

＊次の鑑別診断を考慮し，上級医と相談しながら鑑別を進める．

糖尿病治療薬以外の低血糖の原因

①アルコール

アルコールは肝臓での糖新生を阻害するため，食事をせずに大量のアルコールを飲むと低血糖が起こる．

②感染症（敗血症）

ブドウ糖需用の増大，食事量の不足，肝臓への血流減少による．

③肝硬変，腎不全

肝臓の変性によりグリコーゲン貯蔵量が低下する．肝硬変に糖尿病を合併すると高血糖になったり，低血糖を引き起こしたりと血糖値の調節が非常に難しくなる．

Part 4 救急疾患の診断と初期治療

腎臓も糖新生を行っているおり，腎不全も低血糖の原因となる．

④内分泌疾患（甲状腺機能低下症，副腎不全，下垂体機能不全，インスリノーマ）

⑤ダンピング症候群

胃切後では糖が非常に速く吸収され，インスリンが過剰に分泌される．

⑥絶食，低栄養

数日間の絶食が続いた場合に起こり得るが頻度は多くない．

⑦薬剤（経口糖尿病薬以外）

抗不整脈薬（シベノール®，リスモダン®），抗菌薬（キノロン系，ST合剤）など

23. 頭部外傷 (head injury)

頭部外傷の重症度分類 (GCS: Glasgow Coma Scale)

＊中等症・重症では直ちに上級医を Call.

GCS 合計点　8 以下：重症
GCS 合計点　9-13：中等症
GCS 合計点　14-15：軽症

頭部外傷を診たときに何を検討するか

＊外傷初期診療プロトコールに従って初期評価と治療を行う.

＊バイタルサイン（A：気道, B：呼吸, C：循環）に異常があれば, その原因検索と治療を最優先する.

※頭部外傷単独ではショックにならない！

＊「切迫する D（Dysfunction of CNS）」があれば, ①バイタルサインの安定が得られ次第, secondary survey の最初に頭部 CT 施行, ②気管挿管, ③脳外科を Call.

「切迫する D」：GCS≦8 の意識レベル, 急激な意識レベル低下（GCS 2 点以上低下）, 脳ヘルニア徴候（瞳孔不同, 片麻痺, クッシング徴候）

中等症頭部外傷の評価

＊中等症頭部外傷（GCS 9-13）では, バイタルサインの安定・全身の外傷評価が終了次第, 必ず頭部 CT を施行する.

＊**頭部 CT に異常所見がなくても, 原則入院して経過観察とする**（10-20％に意識障害の悪化あり）.

軽症頭部外傷の評価

＊軽症頭部外傷（GCS 14-15）では, 帰宅までに頭部 CT を考慮する. 特に, 以下に該当する場合は積極的に頭部 CT を施行する.

・高齢者（60 歳以上）
・2 歳未満, 小児虐待の疑い
・頻回嘔吐
・強い or 増強する頭痛
・受傷機転不明, 高エネルギー事故
・健忘

Part 4　救急疾患の診断と初期治療

・軽度意識障害（GCS＜15），経過中に意識消失やけいれん
・局所神経症状
・抗凝固薬（ワーファリン®やDOAC），抗血小板薬内服
・頭蓋骨骨折（頭蓋底骨折・陥没骨折）疑い
・アルコール or 薬物中毒

頭部外傷CTのチェックポイント

＊外側から内側へ系統的に読影する．
＊contre-coup injury（受傷部位の対側の損傷）に注意．
　頭皮：皮下血腫による腫脹
　頭蓋骨：骨折と縫合離開（頭蓋骨の条件で）
　脳表：急性硬膜外血腫，急性硬膜下血腫，外傷性クモ膜下出血
　脳実質：左右差，脳挫傷，脳内血腫
　脳室：左右差，圧迫所見，拡大，脳室内出血
　脳槽：脳底槽の圧排消失，外傷性クモ膜下出血，気脳症
　正中偏位：透明中隔；左右のモンロー孔の中間で計測

＊頭部CTで異常所見を認めなくても，**できれば病院にて数時間経過観察し（特に小児），帰宅時には付き添い者に注意書きを渡し，12時間は頻回に観察させる．慢性硬膜下血腫（1-6カ月後の失禁・歩行障害・意識障害）の説明をする**．
＊付き添い者がいない，またはCTが撮影できない場合は，病院で患者を24時間観察する．
＊特に2歳以下の小児では，評価が難しい．頭部CTの適応は次ページのPECARN（the Pediatric Emergency Care Applied Research Network）の基準を参考に，保護者の希望も考慮して判断すること．
＊虐待を疑った場合は必ずCTを施行すること．

PECARN による重症頭部外傷を除外する予測ルール

①〜⑥のすべてに該当すれば重症頭部外傷のリスクは0.02％以下.

〔2 歳未満の患児〕

①健常な精神状態

②前頭部以外に頭皮血腫がない

③意識消失がない，意識消失があっても 5 秒以内

④高エネルギー外傷ではない

⑤触知可能な頭蓋骨骨折がない

⑥親の指示に従って正常な動作ができる

〔2 歳以上の患児〕

①健常な精神状態

②意識消失がない

③嘔吐がない

④高エネルギー外傷ではない

⑤頭蓋底骨折の徴候がない

⑥強い頭痛がみられない

〔*Lancet.* 2009, 374（9696）: 1160-1170.〕

Part 4

救急疾患の診断と初期治療

24. 顔面外傷 (facial injury)

顔面外傷を診たときに何を検討するか
＊緊急度の高い病態は「気道閉塞」と「大量出血」.
＊バイタルサイン（A：気道，B：呼吸，C：循環）に異常があれば，
その治療を最優先する.

気道の確保
＊常に外科的気道確保の準備が必要！
（安易な rapid sequence intubation は換気不能・挿管不能となる危
険あり！）
＊顎骨骨折や気道に関わる軟部組織損傷.
➡マスク換気・経口気管挿管そのものが困難.

大量出血
＊顎動脈，下歯槽動脈，舌動脈領域の損傷からの大量出血.
確実な気道確保のうえガーゼパッキング，バルーンカテーテルを
用いた止血，経カテーテル動脈塞栓術（TAE）や外頸動脈結紮を
上級医と考慮.

画像診断
＊顔面 CT がスタンダード．3D-CT アンギオや thin slice の再構成
が診断に有用.

処置
＊創傷処置はできるだけ愛護的に．デブリードマンは最小限にとど
める.
＊眉毛の生え際，眼瞼縁，赤唇縁などにズレが出ないよう縫合.

専門医にコンサルトが必要な症候・損傷

症　候	損　傷
眼窩周囲の皮下出血 （パンダの眼徴候）	頭蓋底骨折
髄液鼻漏	
髄液耳漏	
視力障害，瞳孔・対光反射異常	眼球損傷，視神経損傷
眼球迷走神経反射，眼球運動障害・複視，眼球陥凹	眼窩底骨折
目頭周囲の創傷	涙道損傷
顔面神経麻痺	側頭骨骨折（顔面神経管を含む）
耳前部の創傷	耳下腺（管）損傷
外耳道出血	鼓膜損傷を伴う中耳の損傷 側頭骨骨折
聴力障害	鼓膜損傷
咬合障害，開閉口障害	歯牙損傷，下顎骨骨折
耳介損傷，鼻の欠損，眼瞼欠損 口唇断裂	※整容的に問題となる

Part 4　救急疾患の診断と初期治療

25. 頸部外傷 （neck injury）

いつ疑うか
＊以下に該当する場合は，頸椎損傷を疑って頸椎固定を施行する．
①頸部痛
②鎖骨より上に外傷（特に頭部外傷がある場合）
③急速減速性外傷，転落
④痛みを訴えられない患者：意識障害，中毒，泥酔，他に激痛を伴う外傷あり
⑤神経学的異常所見

初期診療で何を検討するか
頸椎 CT
＊頸椎固定の適応となるような患者では，頸椎 CT を施行．
＊Trauma Pan Scan※で全脊椎レベルの損傷を一度に評価できる．不連続な多発脊椎骨折を検索するうえでも有用．
＊CT 撮影を行えば，診断目的の X 線単純撮影の追加は原則不要．
　※Trauma Pan Scan：頭部〜骨盤の CT 撮影．高エネルギー外傷では診察上の所見がなくとも Trauma Pan Scan によって 19％で異常所見がみつかり，治療方針が変更される．
　　　　　　　　　　　　〔*Arch Surg.* 2006, 141（5）：468-473.〕

頸椎 X 線
＊骨損傷の診断能は CT に及ばないが，施行する場合は 3 方向（正面，側面，開口位）を撮影する（側面が最も情報量が多い）．X 線単純写真で骨傷を認めた場合や判然としない場合は，CT を追加する．

MRI
＊神経脱落症状など脊髄損傷を疑う場合は，積極的に上級医と相談．ただし，呼吸・循環が安定していることが前提．
＊脊髄損傷，靭帯損傷，椎間板損傷，血腫の診断に有用．
＊頸椎 CT・X 線で異常を認めなくても，症状（両上肢のしびれ）を呈する場合は，中心性頸髄損傷を考え MRI 考慮・上級医を Call.

いつ穿通性頸部外傷を疑うか

＊**小児が歯ブラシ・箸など棒状の物を持って転倒した，棒状の物を誤飲した**という病歴では，必ず**穿通性頸部外傷**を疑う．

初期診療で何を検討するか

緊急に外科的な止血が必要な外傷のサイン

気道緊急 　上甲状切痕の沈下，甲状軟骨の変形・露出 　輪状軟骨の変形・露出，輪状甲状靭帯の陥凹， 　大量喀血，開放創からの気泡
進行性の広範囲の皮下気腫
拍動性の出血
ショックを伴う外出血
閉塞性ショックの所見 　経静脈怒張，皮下気腫，気管の偏位

＊部位（Zone）によって治療方針が決定される．

〔*J Trauma*. 2000, 49（6）：1029-1033.〕

Part
4
救急疾患の診断と初期治療

ZoneⅢ
ZoneⅡ
ZoneⅠ

Zone Ⅰ：鎖骨から輪状軟骨下端まで
・症状（−），胸部Ｘ線正常であれば4時間後に胸部Ｘ線を再検，24時間経過観察．
・バイタルサイン正常だが症状を呈する，あるいは胸部Ｘ線で異常を認める場合は血管造影，気管支鏡，食道造影・上部消化管内視鏡・ＣＴを考慮する．
・バイタルサインに異常を呈する場合は，緊急開胸．

Zone Ⅱ：輪状軟骨下端から下顎骨角（エラ）まで
- 症状を認める場合は，手術室で直視下に開く．
- 症状（−）の場合は，気管支鏡，食道造影・上部消化管内視鏡・CT・血管造影を考慮する．異常があれば手術．

Zone Ⅲ：下顎骨角から頭蓋底まで
- 無症状でも造影CTや血管造影で内頸・外頸・椎骨動脈チェックが必要．

脊髄損傷

脊髄損傷を疑う症状/所見
- 肘を屈曲しているが伸展できない（C_5までは正常だが，それ以下で損傷）．
- 腹式呼吸（肋間筋麻痺による）
- 深部腱反射低下，四肢弛緩性麻痺
- warm shock（神経原性ショック）
- 肛門括約筋トーヌス低下，持続勃起（血管が開くことによる）

処置
- 頸部は屈曲と伸展の中間位で固定し，頸椎カラー装着＋バックボード固定を行う．

治療
- 平均血圧を 85-95 mmHg に保つ（損傷した脊髄への循環を保ち，二次性の虚血性損傷を防ぐ）．
- 呼吸合併症の管理（呼吸不全，肺うっ血，肺炎，肺塞栓が生じやすい）
- 脊髄二次的損傷の予防を目的として，メチルプレドニゾロン大量投与（初回投与量 30 mg/kg，その後 5.4 mg/kg/時を 23 時間持続投与）が保険適用となっている．しかし，有効性には否定的な見解が多く，合併症も危惧されるため，各種ガイドラインでは推奨されていない．

26. 胸部外傷 (thoracic injury)

胸部外傷のポイント
* 呼吸障害，閉塞性および循環血液量減少性のショックという緊急度の高い病態があり，適切かつ迅速な処置を行わなければ致死的な状態となる．
* 気道閉塞，フレイルチェスト，開放性気胸，緊張性気胸，大量血胸，心タンポナーデは致死的であるが蘇生処置が可能であり，迅速な対応が必要である．

どのように評価を行うか
* 身体所見：「見て」「聴いて」「触って」気道の開放と呼吸の状態を確認する．
* 胸部X線写真：バイタルサインが不良のときは，初療室でポータブルでの撮影．その場合の読影ポイントは，①大量血胸，②フレイルチェストの原因となる多発肋骨骨折のみ．
* 超音波（FAST）：心囊液貯留，胸水貯留の評価．気胸の有無の評価を加えることもある．

迅速に対応すべき致命的胸部外傷
1. 気道閉塞を来す外傷
◇ 肺挫傷や穿通性外傷による気道内出血は進行性に呼吸障害を生じる．
◇ 気管チューブより大量の血液が吸引される場合に疑う．
◇ 健側のみの片肺挿管や，ダブルルーメンチューブによる分離換気を行う．

2. フレイルチェスト
◇ 2カ所以上の肋骨・肋軟骨骨折が上下連続して複数本存在し，吸気時に陥没し，呼気時に膨隆する奇異な胸郭運動を言う（胸骨骨折を伴うことがある）．胸

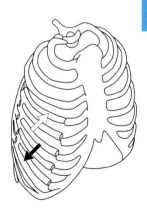

壁の前面・側面で生じやすい．併存する肺挫傷と併せて呼吸不全を引き起こす．
- ◇身体所見から診断する．奇異性運動を視診で確認し，触診で両手を胸壁に当てて動揺を評価する．
- ◇気管挿管下で陽圧換気を行う．挿管を行わない場合にも，十分な換気と排痰を促すため，持続硬膜外ブロック，麻薬などによる除痛が必須となる．

3. 開放性気胸

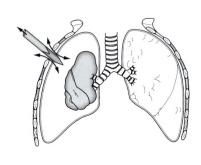

- ◇胸腔と大気の圧レベルが同じになり，肺が虚脱する．
- ◇身体所見から診断する．吸気時に創から血液と空気が胸腔内に吸い込まれる様子を観察する．
- ◇創から離れた清潔部位に胸腔ドレーンを留置し，開放創を閉鎖することで治療する．
- ◇胸腔ドレナージをせずに創を閉鎖することは，緊張性気胸を招くので禁忌！

4. 緊張性気胸

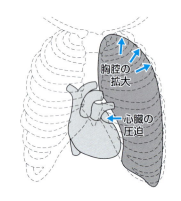

- ◇胸腔内圧が上昇し，静脈還流が障害されることによって生じるショックが本態．適切に診断・処置が行われなければ，速やかに心肺停止に至る．
- ◇診断はショックの確認とともに，**身体所見が基本**（患側の胸郭膨隆，頸静脈怒張，聴診での一側呼吸音の減弱・消失，触診での皮下気腫，頸部気管偏位，打診上の鼓音）．

※身体所見は，いずれも感度・特異度ともに低いことに留意す

る．状態が許すようであれば，ポータブル X 線写真で最終確認してもよい．

◇ 胸腔内圧の減圧を行う．ドレナージチューブや器材がただちに準備できれば胸腔ドレナージを行い（チューブが入らなくても，胸腔を開けさえすれば減圧は達成される），時間がかかるようであれば胸腔穿刺を先に行う．

5. 大量血胸

◇ ショックの原因となる血胸を言う．成人では一側の胸腔内に 2,000-3,000 mL の血液が貯留し得る．

◇ 診断は X 線写真で患側肺野のびまん性透過性低下を見るか，FAST で胸腔内に大量 echo free space を見ることによる．

◇ 治療はまず胸腔ドレナージを行う．虚脱した肺を再膨隆させ呼吸の異常を離脱する．適応を満たした場合は手術を行う．

血胸に対する開胸術の適応

①胸腔ドレナージ施行時 1,000 mL 以上の血液を吸引
②胸腔ドレナージ開始後 1 時間で 1,500 mL 以上の血液を吸引
③2-4 時間で 200 mL/時以上の出血の持続
④持続する輸血が必要

6. 心タンポナーデ

◇ 心嚢内に貯留した液体または空気により，心臓の拡張運動が拘束されて循環不全が生じる．外傷では 60-100 mL 程度の少量の血液や凝血塊の貯留で発症し得る．

◇ 診断はショックの確認と，FAST で心嚢内の血液・凝血塊の貯留を見る．大量血胸がある，あるいは凝血塊となってる場合には偽陰性となりやすい．

EFS：エコーフリースペース

エコー所見

◇ Beck の 3 徴（頸静脈怒張，血圧低下，心音減弱）は有名だが，すべてそろうことは稀．

◇ 治療は心嚢穿刺か，熟練した救急医や外科医による剣状突起下

心嚢開窓術，あるいは緊急開胸術．
※心嚢穿刺では 15-20 mL でも血液が吸引できれば，一時的に症状の改善が期待できる．

必要な治療手技
胸腔穿刺
- 患側の第 2 肋間，鎖骨中線上を 18 ゲージ以上の静脈内留置針を刺入する．空気の流出を認めたら，外筒のみ進めて内筒を抜去する．その後，速やかに胸腔ドレナージを施行する．

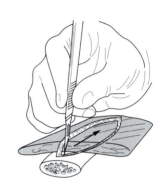

胸腔ドレナージ
- 第 4 肋間または第 5 肋間（乳頭の高さが目安），中腋窩線前方が挿入部．
- 肋骨上で横切開すると，深くメスを入れても誤って一気に胸腔に達することもなく，チューブも肺尖に向きやすくなる．
- 鈍的に剥離を進め，胸膜を鉗子あるいは指で開放する．胸腔内の癒着を指で確認し，28 Fr 以上のドレナージチューブを肺尖・背側方向に挿入する．
- 外傷では最初から 10-15 cm H_2O の陰圧で持続吸引を行う．

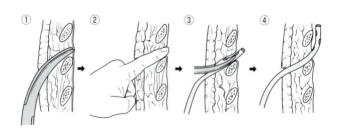

心嚢穿刺

◇ 剣状突起左縁と左肋骨弓が交差する部位から，左烏口突起に向けて，冠状面に対して35°-45°背側方向へ穿刺する．吸引をかけつつ慎重に針を進め，心嚢内貯留液が吸引できたら留置する．

◇ 長さのあるエラスター針などで行ってもよいし，心嚢穿刺キットを用いてもよい．

※ 十分に太い針がよい．心嚢内で凝血していた場合，細い針では吸引できず，気づかずに心臓まで達してしまう危険性がある．

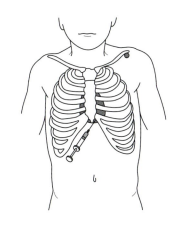

その他，見逃すと致命的となる胸部外傷

胸部大動脈損傷	造影CTで診断．大動脈峡部が最多部位．
気管・気管支損傷	胸腔ドレナージ後も空気漏出が続く気胸で疑う．
肺挫傷	CTで区域に従わない境界不明瞭な斑状・網状陰影，腫瘤陰影．
鈍的心損傷	心電図，心筋マーカー，超音波検査から総合的に診断．
横隔膜損傷	MDCTによる冠状断が最も診断に有用．
食道損傷	穿通性外傷がほとんど．食道造影，内視鏡検査で診断する．
気胸	X線，CT，超音波で診断．臥位では肺底部に貯留することに注意．
血胸	X線，CT，超音波で診断．

Part 4 救急疾患の診断と初期治療

27. 腹部外傷 (abdominal injury)

腹部外傷のポイント
＊見た目の所見と重症度は必ずしも相関しない！
＊鈍的外傷による腹腔内出血では時間経過でバイタルが変化する．
＊出血に対しては早期の止血，輸液輸血，トランサミン投与が必要．
＊出血によるショックと腹腔内汚染による腹膜炎が生じ得るため，受傷からの時間経過が大切．

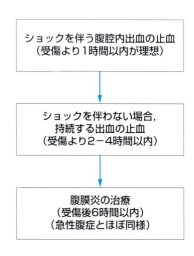

Primary Survey
腹部外傷における身体診察の注意点
＊腹部膨隆を呈することなしに多量の腹腔内出血が存在することがある．
＊腹腔内出血や管腔臓器損傷でも受傷早期では腸雑音の減弱，消失を認めない．
＊腹腔内の血液は必ずしも腹痛や腹部圧痛を発生させない．
＊膵十二指腸損傷では受傷早期には腹膜刺激症状を呈しない．
＊会陰部，腰背部および臀部にも注意．

FAST 評価と診療,治療

* ショック　　　　　FAST 陽性　→　緊急開腹止血術
　　　　　　　　　　　　陰性　→　FAST 繰り返し
　　　　　　　　　　　　　　　　　他部位の再検索
* ショックでない　FAST 陽性　→　Secondary Survey で CT
　　　　　　　　　　　　陰性　→　Secondary Survey で CT

Secondary Survey
腹部外傷に対する CT の適応
* 呼吸循環が安定していることが大前提.

> ・FAST 陽性
> ・FAST があいまい
> ・腹膜刺激症状など腹部所見の異常
> ・腹部所見が信頼できない(意識障害,脊髄損傷の合併など)
> ・腹部外傷を示唆する受傷機転
> ・近接する部位の外傷

* 多くは Trauma Pan Scan (➡p198) の一環として撮影される(腹部は基本的に 2 相で撮影).活動性の出血の有無,臓器損傷の有無を探す.
* 活動性の出血:血管外漏出像 extravasation(矢印)がないか注意.

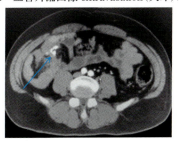

管腔臓器損傷の有無(腹腔内汚染の有無)
* 臓器損傷による腹腔内汚染に対しては,わずかな腹部所見や画像所見から管腔臓器損傷を見つけ,コントロールしなければならない.
* 腸管壁の肥厚や虚血,腸間膜脂肪織濃度上昇など腸管損傷を示唆する所見は感度・特異度とも十分ではなく,CT ではわからない

ことがある．➡CTで所見がないから大丈夫とは絶対に言えない!!
＊CT所見がないが，受傷機転や診察所見から臓器損傷を疑う場合には，見逃しによる開腹遅延を回避するためにDPL：Diagnostic Peritoneal Lavage（診断的腹腔洗浄）の追加検討を外科コンサルトする．

呼吸循環が安定している腹部外傷評価，治療

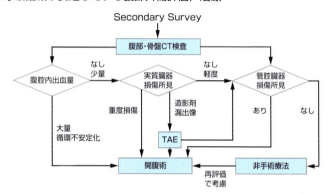

Damage Control Surgery（DCS）
＊外傷死の3徴である低体温，代謝性アシドーシス，凝固障害がそろうとすでに致死的である．外傷死の3徴の出現を察知し，早期にダメージコントロール戦略を決断する必要がある．
＊そのため一期的に修復，再建を試みるのではなく，止血と汚染回避のみの蘇生の手術を行い，集中治療で全身管理を行う．補助手段としてTAEが併用される．
＊状態の安定を図り計画的再手術を行う．

Non Operative Management（NOM）
＊腹腔内臓器損傷が存在しても条件（循環が安定し腹膜炎症状がないなど）を満たせば経過観察とすることがある．
＊ただし，厳重な監視下で経過観察し，必要なら直ちに手術療法に切り替える．補助手段としてTAEが併用される．

28. 骨盤外傷 (trauma to the pelvis)

いつ疑うか
＊多発外傷，外傷性ショック，外傷後の腰痛-大腿部痛では必ず骨盤骨折を疑う．

初期診療で何を検討するか
＊初期評価では触診よりもX線を優先する（診察による出血増悪を防ぐ）．

骨盤X線の読影法

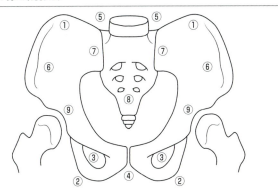

全体
①全体の左右対称性，腸骨の高さ

前方
②恥骨・坐骨骨折
③閉鎖孔の左右差
④恥骨結合離開（2.5 cm 以上は，後方靱帯損傷➡仙腸関節も離開➡大量出血を示唆する）

後方
⑤L5横突起骨折
⑥腸骨骨折
⑦仙腸関節離開（1 cm 以上は大出血を示唆する）
⑧仙骨骨折

臼蓋
⑨臼蓋骨折

※前方の骨折➡尿道損傷，後方の骨折➡大量出血を疑う
※骨盤輪骨折➡大量出血，寛骨臼骨折➡機能予後の悪化

＊X線で著明な骨折を認めない場合は，徹底的に触診（動揺性，恥骨の圧痛，仙骨・腸骨・仙腸関節の圧痛をチェック）．骨盤輪骨折を疑う場合は，出血を惹起する可能性が高いため，触診は厳禁！
＊直腸診・会陰部の診察で以下の項目をチェック．すべての骨盤骨折で直腸診を行うべき．
　①外尿道口からの出血
　②陰嚢の血腫
　③前立腺高位浮動
　④直腸壁の連続性
　⑤直腸内の骨片・出血
　⑥肛門括約筋反射の有無
　①〜⑤に該当する場合は，尿道損傷の可能性あり．尿道カテーテル挿入は上級医（泌尿器科医）と相談してから施行．

診断がついた場合の初期治療

＊足先は，両母趾が着くように内股にしておき，1人が骨盤を小さくなるように押さえつつ骨盤をシーツで締め上げる（側方圧迫型は行わないほうがよい）．
＊大きな骨盤骨折がある場合は，背部診察の際にログロールは禁忌．人手を集め，フラットリフト法を用いる．
＊循環動態が不安定な場合は，大量輸液・輸血の準備を行い，直ちに上級医 call〔大動脈遮断，大動脈内バルーン遮断（REBOA），内腸骨動脈結紮，ガーゼパッキングなどが考慮される〕．
＊循環動態が安定している場合は，造影 CT を行い血腫の評価を行う．経カテーテル的動脈塞栓術（TAE：transcatheter arterial embolization）の適応について上級医（放射線科，外科，整形外科）と相談．
＊**大出血を予測できる骨盤骨折はショックでなくても，血圧や脈拍数を見ながら大量輸液を開始し，早めに専門医を call.**
（preventable death の危険性が高い‼）

29. 四肢外傷 (injuries of extremities)

緊急処置が必要な四肢外傷

開放骨折
転位の大きい骨折・脱臼
神経血管損傷の合併
コンパートメント症候群の合併
デグロービング損傷（回転機械などで手袋を脱いだように皮膚が剥離する外傷）

四肢外傷を診たときに何を検討するか

＊視診・触診で腫脹・圧痛・異常可動性・末梢の循環障害・知覚障害・運動障害をチェックする.
＊疼痛・腫脹部位を中心にＸ線をオーダーする.

・2方向以上で撮影
・小児では骨端線が閉鎖していないので，両側撮影して健側と患側を比較する
・関節内骨折を見落とさないために，両端の関節を含めて撮影する

緊急処置の必要性について検討する（以下に該当する場合は上級医call）

緊急処置が必要な四肢外傷

・開放骨折	・神経血管損傷の合併
・転位の大きい骨折・脱臼	・コンパートメント症候群の合併

緊急処置を要さない四肢外傷の処置（「RICE＋外固定」が基本）

RICE

Rest（安静）
Icing（氷冷）
Compression（圧迫）
Elevation（挙上）

外固定は良肢位が基本

▼各関節の良肢位

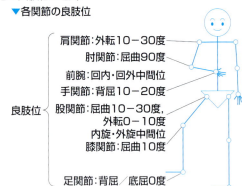

良肢位
- 肩関節：外転10−30度
- 肘関節：屈曲90度
- 前腕：回内・回外中間位
- 手関節：背屈10−20度
- 股関節：屈曲10−30度，外転0−10度 内旋・外旋中間位
- 膝関節：屈曲10度
- 足関節：背屈／底屈0度

固定時の注意

手：母指対立，MP 関節屈曲位，PIP・DIP 軽度屈曲位
＊患部の上下 2 関節固定が原則．
＊助手に肢位を正しく保持させる．
＊四肢遠位部の循環動態を確認するために指趾先端を出す．

手の固定

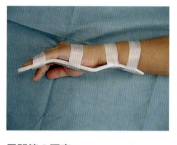
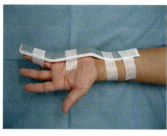

足関節の固定

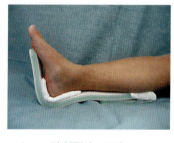
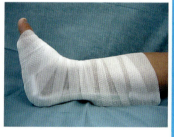

アキレス腱断裂時の固定

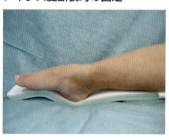

肘の固定

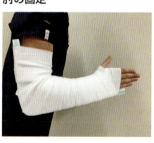

鎖骨骨折

＊内側 1/3，中央 1/3 はクラビクルバンドを考慮．外側 1/3 は三角巾固定を行う．

＊骨片で皮膚にテンションがかかっている場合は上級医にコンサルト．

上腕骨近位端骨折

＊三角巾固定を行う．

膝関節の診察

・内反ストレス（外側側副靱帯）	・前方引き出し（前十字靱帯）
・外反ストレス（内側側副靱帯）	・後方引き出し（後十字靱帯）
・McMurray test（半月板）	・膝蓋骨浮遊（関節内液体貯留）

＊関節内液体貯留を疑った場合は，関節穿刺の適応について上級医と相談（穿刺液に油が浮いていたら，骨折あり）．

診察時の注意 !!

＊一度のＸ線では骨折を正しく診断できないことがある．腫脹・疼痛がある場合は骨折があるものとして処置を施行し，必ず翌日の整形外科受診を指示する．（安易に「骨折はありません」と説明しない !!）

「今回のＸ線では骨折ははっきりしませんが，症状からは依然，骨折の可能性があります．骨折であったとしても大丈夫なように処置させていただきます」

＊**患肢のしびれ，ストレッチテスト陽性（筋肉の他動伸展時痛）はコンパートメント症候群の早期症状**である（末期まで末梢動脈拍動を触れる）．これらの所見を認めたら，直ちに上級医 call.

〈コンパートメント症候群〉

＊下腿の筋肉は線維によりコンパートメントに分かれている．骨折や筋肉の挫滅によりコンパートメント内の圧力が高まると数時間で動脈，神経の障害や筋肉壊死を起こすことがある．

症状：初期は知覚低下のみ，ひどい疼痛，麻痺，動脈拍動消失

治療：上級医を call し，すぐに皮膚，筋膜切開を行う

知っていると便利な診察所見

Ottawa Ankle Rules 〔*BMJ* 1995, 311（7005）: 594-597.〕

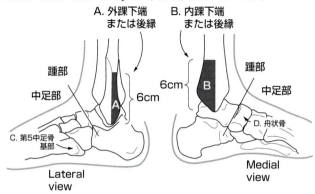

①以下のいずれかの所見があれば足関節X線（正面・側面）を施行する．
- 外踝（腓骨）より6cm上方までの腓骨後方に圧痛がある場合（A）
- 内踝（脛骨）より6cm上方までの脛骨後方に圧痛がある場合（B）
- 受傷直後および受診時に患肢で荷重できない場合か4歩以上歩けない

②以下のいずれかの所見があれば足部X線（正面・斜位）を施行する．
- 第5中足骨基部に圧痛がある場合（C）
- 舟状骨に圧痛がある場合（D）
- 受傷直後および受診時に患肢で荷重できない場合か4歩以上歩けない

以上の所見がすべて陰性であれば，臨床的に問題となる骨折は否定できる．

※靱帯損傷や軽微な剥離骨折の可能性はあるので固定は必須!!

Ottawa Knee Rules 〔*JAMA* 1997, 278 (23): 2075-2079.〕

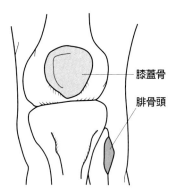

膝蓋骨
腓骨頭

鈍的膝外傷で以下のいずれかの所見を認めた場合は膝関節 X 線（正面，側面，軸位）を施行．
①55 歳以上
②腓骨骨頭に圧痛
③膝蓋骨に圧痛
④膝関節を 90 度以上屈曲できない
⑤受傷直後および受診時に患肢で荷重できない場合か 4 歩以上歩けない

除外項目：18 歳未満，対麻痺，同日再診，多発外傷

30. 見逃しやすい骨折

＊受傷部位に圧痛・腫脹があれば，まず骨折を疑う．
＊X線写真は必ず2方向から撮影する（撮影方法に自信がないときは，放射線技師に指導をお願いする）．
＊一度のX線では骨折を正しく診断できないことがある．
＊腫脹・疼痛がある場合は骨折があるものとして，処置を施行し，再評価を受けることが重要であると伝え，必ず翌日の整形外科受診を指示する．
＊安易に「骨折はありません」と説明しない‼
　➡「今回のX線では骨折ははっきりしませんが，症状からは依然，骨折の可能性があります．万一骨折していても安全なように固定していきましょう．」

1. 鎖骨骨折
発症機序
＊転倒や事故で肘や肩を強く打つ（鎖骨を直接打撲して骨折が起こることはまれ）．子供の鎖骨骨折は見逃しやすい．
診察上の注意点
＊ほとんどは鎖骨の中央側1/3の部位で発生．
＊骨折した鎖骨近位部は上方に，遠位部は下方に転位する．

2. 肋骨骨折
発症機序
＊胸部を強く打撲．
診察上の注意点
＊肋骨上に腫脹や圧痛点がないかを丁寧に骨1本1本を触って確認．
＊X線の感度は低い．撮影の目的は骨折を探すことよりも合併症である気胸や血胸を探すことにある．
＊胸部X線写真では1本1本肋骨を指で追い，肋骨の転位がないかを調べる．また，転位のある症例に関しては，血胸・気胸を起こすこともあるため注意する．
＊画像所見がなくても病歴や所見で肋骨骨折を疑った場合は，鎮痛薬処方など適宜行う．
＊痛みはすぐにはよくならず，1週間単位で痛みの改善が自覚でき

Part 4 救急疾患の診断と初期治療

る程度と伝えておくと，痛みによる ER 再受診を減らすことができる．

3. 上腕骨顆上骨折
発症機序
＊小児が肘を伸ばした状態で手をつく．
診察上の注意点
＊骨が皮膚を突き破りやすいため，愛護的に診察する（無理な整復を行わず，そのままシーネ固定）．
＊橈骨動脈の確認や，神経麻痺の確認を行う．
＊骨折部位で上腕動脈の損傷や圧迫があると血流障害のため Volkmann 拘縮を起こし，指が伸展できなくなる．
＊コンパートメント症候群を起こすことがある．

4. 橈骨遠位端骨折
発症機序
＊老人が手をついて転倒．
診察上の注意点
＊Colles 骨折ではフォーク様の前腕の変形が起こる．

5. 舟状骨骨折
発症機序
＊手をついて転倒（若年男性に多い）．
診察上の注意点
＊解剖学的嗅ぎタバコ入れに圧痛を認める場合は，手関節 2 方向に加え，**舟状骨撮影（4 方向）**をオーダーする．
＊X 線で明らかな骨傷がなくても，7-10 日後に骨傷が判明することがある．

6. 脊椎圧迫骨折
発症機序
＊高所から飛び降りる．
＊尻餅をついて転倒（骨粗鬆症がある場合）．
診察上の注意点
＊必ず臥位にして棘突起の叩打痛がないかを確認．
＊Th8-12 で骨折を起こしやすい． ➡胸腰椎移行部撮影を行う

＊一カ所の椎体骨折を発見したら，全脊椎の骨折を精査する（10％に複数骨折あり）．

7. 大腿骨頸部骨折

発症機序

＊高齢者が転倒．

診察上の注意点

＊患側の下肢は外旋，短縮している．

＊Garden分類のStage IではX線でもCTでも所見が得られないことがある．股関節に疼痛があり，骨折が指摘できないからといって歩行させると，Stage IがStage IVになってERを再受診することがある．

＊Stage IとStage IVでは手術が全く異なり負担が大きいため，できるだけStage Iで見つける努力をすべきである．

＊高齢者の転倒で股関節を痛がっている場合は，画像所見がなくとも上級医と相談のうえ帰宅させるか，MRI検査まで検討されるべきである．

X線での大腿骨頸部骨折診断の極意

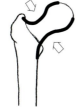

上・下のなだらかな「S」を確認せよ！

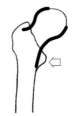

小転子のとびだしの大きいときは外旋していることを意味する．このとき，上の「S」は寸詰まりの「S」となる．

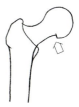

「S」が乱れていたら骨折である．

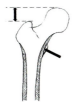

骨頭と大転子は1-3cmの差がある．
内側皮質骨の連続に注意．

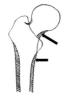

外旋すると内側皮質骨は途切れるが，同じ延長線上にある．

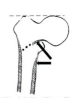

骨頭と大転子の高さに差がなければ骨折である．
内側皮質骨が同じ延長線上になければ骨折である．

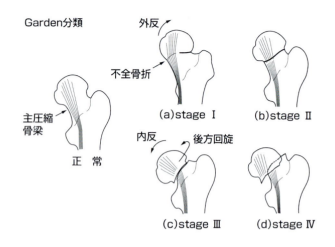

➡Garden分類〔大腿骨頸部/転子部骨折診療ガイドライン（改訂第2版）より引用〕

*非転位型（GardenⅠ・Ⅱ）では骨接合術，転位型（GardenⅢ・Ⅳ）では人工物置換術を選択することが多い．

8. 踵骨骨折
発症機序
*高い所から踵をついて飛び降りる．
診察上の注意点
*踵をついて歩けなければ骨折を疑う．
*脊椎圧迫骨折も同時に起こしている可能性があり，腰椎を診察の上，腰椎X線を検討する．

Mini Lecture

＜脂肪塞栓症＞
・低酸素血症
・神経学的異常
・点状出血
長管骨（特に大腿骨）や骨盤の骨折で起こりやすい．受傷後24-72時間にピークがある．

31. 創傷処理・処置 (wound management)

創傷処置の目標
①感染の合併を防ぐ
②機能的に復元
③美容的に復元

創傷を診た際に何を検討するか

1. 感染の合併を防ぐために
感染しやすい創傷の危険因子をチェックする.

感染を合併しやすい創傷の危険因子

動物咬傷（特に猫・人）	高齢者
深い穿通創	糖尿病
強い挫滅創	免疫能低下（ステロイド内服など）
指・足など血流が悪い部位の創	受傷後長時間経過
異物の混入	

※感染のリスクが高い創傷では抗菌薬の全身投与を考慮する. 動物咬傷（特に猫・人）では嫌気性菌もカバーする広域スペクトラムの抗菌薬を選択する（例：オーグメンチン®, ユナシン-S®, ダラシン®）. また, 海水中で受傷した創であればビブリオ・バルニフィカス感染を考慮する（特に肝硬変, 免疫不全患者）.

異物処置と洗浄（感染予防の大原則‼）
＊洗浄は十分に施行する（たくさんし過ぎて困ることはない‼）
＊深い穿通創, 動物咬傷などでは, 18ゲージ留置針に20-30 mLの注射器をつけて洗浄（250-1,000 mL以上の生理食塩水を用いる）. 洗浄しにくい場合は創部を切開し拡大して洗浄.
＊高度の挫滅創, 汚染創では, 局所麻酔下に洗浄＋ブラッシングにて異物除去と壊死組織の必要最小限のデブリードマンを行う（その後にもう一度洗浄）.
＊受傷機転から異物混入を強く疑う場合は, X線（3方向）・エコーを活用して異物検索を行う（木片・棘などはX線に映らない）.
＊cleanな創であれば, 頭は24時間以内, その他は18時間以内であれば, 一次縫合可能. 汚染創は上級医に相談.

Part 4 救急疾患の診断と初期治療

破傷風の予防

予防注射歴		汚染創でない		汚染創	
		トキソイド	抗破傷風 IgG	トキソイド	抗破傷風 IgG
不明 or 3 回未満		要	不要	要	要
3 回以上で最終接種が	5 年以内	不要	不要	不要	不要
	5-10 年	不要	不要	要	不要
	10 年以上前	要	不要	要	不要

2．機能保持のために

＊手指など複雑な運動機能を有する部位の創傷では，感覚・運動機能を確認し，動脈・神経・腱損傷の可能性を評価する．

＊**創部からの出血は圧迫止血が大原則!!**（鉗子を使用した盲目的な止血は，血管損傷のリスクあり）

3．美容的な復元のために

＊美容的な復元のために，組織欠損がない清潔創は一次縫合を考慮．また，部位に適した糸・針を選択する．

部位と針・糸の選択例

部位	針・糸	部位	針・糸
頭部（毛の生えた場所）	角針・2-0 または 3-0(出血が多いため深く縫う)	四肢（伸展部）	丸 針・4-0 または 5-0
顔面	丸針・6-0 または 7-0	四肢（伸展部以外）	丸針・5-0
頸部～体幹部	丸針・5-0	手指	丸 針・6-0 または 5-0

＊毛の生えた部位を縫合した場合は，糸を長めに残したり，青色ナイロンなどのように着色があると抜糸しやすい．

＊痛くない局所麻酔のポイントは，人肌に温めた局所麻酔薬を創縁から27ゲージなどの細い針でゆっくり注入すること．エピネフリン入りのキシロカイン®は鼻先・耳介・陰茎・（指）には禁忌!!

＊組織欠損が大きい場合は，wet dressing 剤を用いた閉鎖療法を考慮し，上級医と相談すること．

＊縫合部は乾燥しないようにワセリンを塗布し，ガーゼなどで被覆する．

<閉鎖療法に用いる wet dressing 剤の例>

①出血が多い創部（出血が多い受傷直後の傷）：アルギン酸カルシウム（カルトスタット®）

②滲出液が多い創部：ポリウレタンフォーム（オプサイト®，バイオクルーシブ®，ハイドロサイト®）

③滲出液が少ない創部：ハイドロコロイド（デュオアクティブ®）

　※wet dressing 剤がない場合の応急処置：ワセリン＋接着剤付きフィルム剤を貼り付けたガーゼ or 紙オムツの吸収面 or ラップ

処置時の注意‼

＊眉毛は再び生えてこないため剃毛しない．また眉毛の創部からは毛が生えないため痕が残ることを伝える．

＊口唇裂創は口唇（ヴァーミリオン・ボーダー）がずれないように，マーキングしてから縫合する．

＊鼻中隔や耳介の血腫は軟骨壊死を来すため除去しておく．

＊専門医へコンサルテーションすべき創傷

　①神経・血管・腱損傷を合併

　②広範囲の皮膚欠損

　③耳下腺や涙小管損傷を疑うとき

　④関節包に達する創傷

　⑤手の no man's land

Part 4 救急疾患の診断と初期治療

32. 熱　傷 (thermal burns)

初期診療で何を評価するか？

＊以下のアルゴリズムを参考に迅速に初期評価・処置を行う．

Airway：気道熱傷はあるか？

気道熱傷を疑う所見：顔面熱傷＋鼻毛焼失・口腔内の煤・煤を含む痰・嗄声・喘鳴

気道熱傷を疑った時点で直ちに上級医 call. 気管支ファイバーや気管挿管の準備

※声門・気道の浮腫が発生しては気管挿管困難．フライング気味の気管挿管も許容される‼

Breathing：換気はできているか？

体幹部の全周性の熱傷は呼吸抑制の可能性→呼吸抑制あれば気管挿管＋人工呼吸

顔面熱傷があれば，CO 中毒を考え，SpO_2 の値にかかわらず，100％酸素を投与する．

Circulation：ショック症状はないか？

初診時にショック状態でなくても，熱傷では容易にショックに進展し得る．

原則的に 20 ゲージ以上の留置針で静脈路を確保し，細胞外液で輸液開始．

＊熱傷の深度と面積を評価する.

熱傷深度

熱傷の深さ		症状	痛み	瘢痕形成	
I	ED	発赤	+	−	発赤と熱感とヒリヒリとした痛み. 通常, 1-2 週間以内に治癒. ときに一時的な色素沈着を残すこともある.
II	SDB	発赤・水疱	+	−	痛み・熱感が強い. 多くは約3週間で治癒. 色素沈着や脱水を来すことが多い.
	DDB	糜爛・潰瘍	+ 〜 ±	+	発赤の一部が白っぽく見える. 痛みや近くはむしろ鈍麻する. 3週間から1カ月で治癒.
III	DB	潰瘍・壊死	± 〜 −	+	表面は白く乾燥. 知覚消失. 黒褐色の焼痂で覆われていることもある. 著しい瘢痕を形成する.

ED：epidermal burn, SDB：superficial dermal burn, DDB：deep dermal burn, DB：deep burn

初期の熱傷深度の評価は, 必ずしも正確でないことがある（例：初診時の評価でII度と評価したものが後日, III度と判明することもある）ので必ず後日の評価を指示すること.

Part 4 救急疾患の診断と初期治療

熱傷面積（Ⅰ度熱傷は含まれない．Ⅱ度以上のみ）

＜9の法則＞

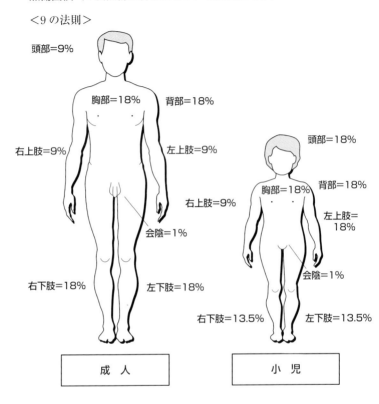

*手掌を体表面積の概ね1%として熱傷面積を推定する方法もあるが，「9の法則」に比べ不正確．
*熱傷深度と面積から輸液量を推定する．小児では「5の法則」もある．

初期輸液

＊%TBSA から細胞外液の輸液量を決定する．以下の 2 つの輸液量推定方法が言われているが，輸液方法については結論が出ていないのが現状である．

＊重要なのは，**過剰輸液による Fluid creep を避ける**こと．

1) Baxter（Parkland formula）
   4 mL/kg/%TBSA × %TBSA × BW（kg）
2) Pruitt（Modified Brooke formula）
   2 mL/kg/%TBSA × %TBSA × BW（kg）

＊いずれの場合も，最初の 8 時間で半量を，あとの 16 時間でもう半量を投与する．

＊過剰輸液の弊害は全身の浮腫である．入院期間延長や死亡率上昇につながる〔*J Trauma*. 2000, 49（3）：567-568.〕．

・肺水腫
・喉頭浮腫
・四肢コンパートメント症候群
・腹部コンパートメント症候群：ACS（abdominal compartment syndrome）

どのような場合に入院を考慮するか

Artz の基準

1) 重症熱傷（三次医療機関で入院加療を要するもの）
   ・Ⅱ度 30%TBSA 以上　　　　・Ⅲ度 10%TBSA 以上
   ・顔面，手，足のⅢ度熱傷　　・気道熱傷の合併
   ・軟部組織の損傷や骨折の合併　・電撃症
2) 中等度熱傷（二次医療機関で入院加療を要するもの）
   ・Ⅱ度 15-30%TBSA　　・Ⅲ度 10%TBSA 以下（顔面，手，足を除く）
3) 軽症熱傷（外来で治療可能なもの）
   ・Ⅱ度 15%TBSA 以下　・Ⅲ度 2%TBSA 以下

Part 4　救急疾患の診断と初期治療

救急外来で熱傷部位にどのような処置を行うか

＊6C's に準じて処置を行う.

Clothing：脱衣

Cooling：冷水で冷やす（広範囲や小児では低体温に注意. 最低10分/最大20分）

Cleaning：洗浄（小さい水疱はそのままでよい. 大きな水疱, 関節にかかるものは穿刺）

Chemoprophylaxis：創面を軟膏でカバーする（基本的に初診時にはワセリン軟膏でよい）

※抗菌薬含有軟膏を安易に使用しない. 上皮化を遅らせるのみ.

Covering：軟膏塗布後は被覆する創面を乾燥させないことが最重要!!

ガーゼでの被覆は創部を乾燥させてしまうため, 適していない.

ハイドロサイト®などの被覆材でもよいし, サランラップや紙おむつの吸収面でも代用可能.

Comforting：積極的に鎮痛（激痛では麻薬系鎮痛剤も考慮）

33. 中 毒 (poisoning)

いつ疑うか

＊Over dose だけが中毒ではない．中毒を疑うことが第一歩．

原因不明の意識障害

通常では説明がつかない臨床症状

自殺企図/精神疾患がある場合

中毒を疑った際に何を検討するか

＊ABCD の評価➡異常があれば気道確保・静脈路確保を行いつつ上級医 call.

＊"MATTERS" を確認：あらゆる手を尽くして情報を集める．

MA：Material Amount	何をどれだけの量摂取したのか	
TT：Time Taken	いつ摂取したのか	
E：Emesis	嘔吐はあったか	
R：Reasons	なぜ摂取したのか	
S：Sign & Symptoms	どんな症状があるのか	

＊以下の所見は普段から重要であるが，特に注意して診察する（Toxidrome に関連）

バイタルサイン，瞳孔，発汗・乾燥・流涙，注射痕，口臭，皮膚色，吐物など

Toxidrome　トキシドローム

	BP	HR	RR	BT	瞳孔	発汗	腸蠕動
抗コリン作用 Anticholinergic	↑↓	↑	↑↓	↑	↑	→	↓
コリン作用 Cholinergic	↑↓	↑↓	→	→	→	↓	↓
交感神経作用 Sympathomimetic	↑↑	↑	↑	↑	↑	↑	↑
鎮静, 眠剤 Sedative, Hypnotic	↓	↓	↓	↓	↑↓	↓	↓
オピオイド Opioid	↓	↓	↓	↓	↓	↓	↓
セロトニン症候群 Serotonin Syndrome	↑	↑	→	↑	↑	↑	↑

＊3つの"Gap"に着目する.

(1) **Saturation gap**：COHb, MetHb（メトヘモグロビン）, SHb（スルフヘモグロビン）が増加すると SaO_2 は低下するが, SpO_2 は低下しない

(2) **Anion gap**[※1]：Unmeasured anion が増加すると AG が上昇する

(3) **Osmolal gap**：実測浸透圧（Osm_{meas}）と計算上の浸透圧（Osm_{cal} [※2]）の乖離

[※1] $AG = (Na^+ + K^+) - (Cl^- + HCO_3^-)$

[※2] $Osm_{cal} = 2 [Na^+] + glucose (mg/dL)/18 + BUN (mg/dL)/2.8$

＊**12誘導心電図**をチェック：病歴がとれない状況でも, 心電図がヒントになることもある.

＊wide QRS tachycardia, 徐脈, QT 間隔延長などがあれば直ちに上級医 call, ACLS アルゴリズムに準じて治療を開始.

TCA 中毒：心電図変化で重要な所見〔*Crit Care*. 2003, 7（5）：R101-R107.〕

致死性不整脈やけいれんを来す可能性が高まると報告されている．
- QRS 幅＞100 msec
- QTc＞500
- aVR 誘導で R 波＞3 mm，R/S 比＞0.7

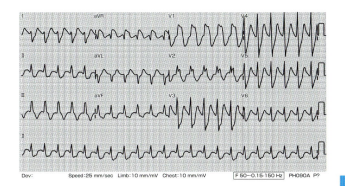

トライエージ DOA®

尿を用いて麻薬，ベンゾジアゼピン，三環系抗うつ薬の同定が短時間で可能．しかし，偽陰性，偽陽性もあり判断に迷うことも多々ある．

診断がついたときに行う初期治療

＊**全身管理**：ABCD に異常があれば，上級医に call して，安定化の治療を開始．**救命にとってはこれが最も重要である!!**
＊吸収の阻害：胃洗浄，活性炭
＊排泄の促進：血液浄化療法，アルカリ化

薬物とその拮抗薬

一酸化炭素	酸素
有機リン，サリン	アトロピン（2-4 mg iv q 5-15 min） PAM（1-2 g iv1）
アセトアミノフェン （150 mg/kg 以上）	N-アセチルシステイン（初回 140 mg/kg，70 mg/ kg q 4 hr×17 回）
ベンゾジアゼピン	フルマゼニル（アネキセート®）
麻薬	ナロキソン塩酸塩®
三環系抗うつ薬	メイロン®（初回 1 mEq/kg，心電図 QRS 幅正常 化と血液 pH 7.50-7.55 を目標に）
アスピリン	メイロン®（初回 1 mEq/kg，尿中 pH 7.5-8.0 を 目標に）
β遮断薬/Ca 拮抗薬	グルカゴン/カルシウム
メタノール	エタノール

1．**胃洗浄：服薬 1 時間以内，かつ生命に危険を及ぼす薬剤のとき**
   のみ考慮.
   ・意識障害があれば気管挿管下で
   ・太い胃管を経口で（成人なら直径 1 cm，32-40 Fr）
   ・左側臥位，およそ 20° head down
   ・250 mL（小児 10 mL/kg）ずつ胃液がきれいになるまで（最低
   2-3 L）
   ・小児では温めた生理食塩水で（低 Na 血症予防）
   ・けいれん時，アルカリ・酸・灯油・ガソリンは胃洗浄禁忌!!

2．**活性炭（1 g/kg）＋下剤（マグコロール® P1 包 or D-ソルビトー**
   ル液を 2 倍希釈（約 35%）し，1-4 mL/kg 経口投与）
   ※緩下剤は D-ソルビトール推奨（活性炭便排出までの時間が短
   い）
   ・原則服薬 1 時間以内．腸蠕動運動を遅らせる薬剤，徐放製剤の
   場合には 1 時間以上でも考慮.
   ・徐放製剤の場合は 2-4 時間ごとに頻回投与.
   ・アルコール類，酸，アルカリ，灯油，ガソリン，重金属には無効.

※腸管循環するものは, MDAC（multiple-dose activated charcoal）を考慮.

　例）カルバマゼピン, フェノバルビタール, テオフィリンなど

※活性炭に吸着されない毒・薬物；"A FICKLE"

A	Alcohols アルコール類, Alkalis アルカリ類
F	Fluorides フッ化物
I	Iron 鉄, Iodide ヨウ化物, Inorganic acids 無機酸類
K	Kalium カリウム
L	Lithium リチウム
E	Ethylene glycol エチレングリコール

3. 血液浄化療法の適応のある中毒；"CAT-MEAL"

C	Carbamazepine カルバマゼピン, Caffeine カフェイン
A	Anticonvulsants：phenobarbital フェノバルビタール, phenytoin フェニトイン
T	Theophylline テオフィリン
M	Methanol メタノール
E	Ethylene glycol エチレングリコール
A	Aspirin アスピリン/サリチル酸
L	Lithium リチウム

Part 4 救急疾患の診断と初期治療

治療上の注意

CO 中毒

＊SpO_2値を鵜呑みにせず, 100％酸素を投与. COHb が高値だと, SpO_2が高くても実際のO_2Hb はかなり低い. 〔*Anesthesiology.* 1987, 66（5）：677-679.〕

＊酸素投与/高圧酸素療法は COHb 半減期の短縮効果あり〔*Crit Care.* 2014, 18（2）：221.〕. 意識障害（＋）, 妊婦, 高齢者, COHb ＞25％では, 高圧酸素療法の適応について上級医/専門医療機関と相談.

シアン中毒

＊火災時にシアンガスが発生し，シアン中毒を起こすことがある．チアノーゼを伴わない酷い低酸素血症と乳酸アシドーシスが特徴．亜硝酸ナトリウムやヒドロキソコバラミンを解毒に用いる．

タバコ誤飲：2-4時間以内に症状発現ないなら問題ない

タバコ1本（0.8 g）＝ニコチン15 mg前後

＊ニコチン急性致死量は，慎重に推定しても成人500-1,000 mg（タバコ30-60本に相当）はあり，従来の致死量タバコ1本分というのは根拠がない．〔*Arch Toxicol.* 2014, 88（1）：5-7.〕

＊タバコ誤飲での死亡例はないが，タバコの灰汁や電子タバコのニコチンリキッド誤飲による幼児死亡例あり注意が必要．

＊ニコチン中毒作用が出現すると，10-60分で強い嘔吐が出現する．

"One Killer Tablet"

1錠であっても死亡のリスクがある頻用薬〔*Emerg Med Clin N Am.* 2004, 22（4）：1019-1050.〕

・Ca拮抗薬	・β遮断薬
・経口糖尿病薬	・テオフィリン
・クロルプロマジン	・樟脳
・経皮吸収パッチ（ニトログリセリン）	

アセトアミノフェン中毒

＊血中濃度は摂取後1-2時間がピーク．

＊摂取後4時間は，distribution phaseと呼ばれ，正確な濃度判定はできない．

＊血中濃度の測定は摂取から4時間後以降で行い，ノモグラムを活用する．

＊ノモグラムは単回の多量摂取の場合にのみ使用可能．

＊原因不明の薬物過量内服時に嘔気嘔吐が強いときに疑う．また初診時の肝機能が正常でも安心しない．肝障害は数日遅れてやってくる．

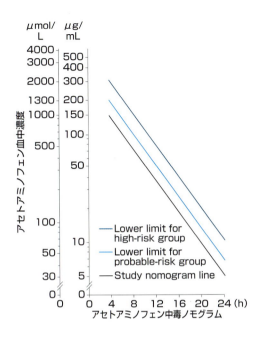

カフェイン
* 眠け覚ましやエナジードリンクに含有.
* 交感神経が賦活され, 致死的な不整脈を来すこともあり, 血液浄化療法を考慮.
* 代謝産物であるテオフィリンの血中濃度は参考になる程度である.

パラコート
* 青い色素で着色されている. 嘔吐することが多く体内に入る量が少ないこともあるが, 少量でも致死量となることがある. 疑った際には, 酸素投与は最低限に. 自殺目的の場合は他の農薬を一緒に飲んでいないかを確認する.

有機リン
* 農薬（スミチオン® など多数あり）による中毒. 症状はアセチルコリン過剰による SLUDGE BAM となる. 全身から水分が溢れてしまうイメージを持つとよく, 唾液分泌過多により挿管が必要に

なることもある.
＊AchE を測定するのが理想だが ChE でもよい.
＊アトロピンや PAM 投与を躊躇しない.

SLUDGE BAM

S	Salivation　唾液分泌
L	Lacrimation　流涙
U	Urination　失禁
D	Defecation　失便
G	GI upset　胃腸障害
E	Emesis　嘔吐
B	Bronchorrhea　気管支漏　Bradycardia　徐脈
A	Abdominal pain　腹痛
M	Miosis　縮瞳　Musclefasciculation　筋けいれん

＜治療法などがわからないときは以下に問い合わせる：有料＞

財団法人 日本中毒情報センター	医療機関専用電話
大阪（24 時間）	072-726-9923
つくば（9-21 時）	029-851-9999

公益財団法人　日本中毒情報センター

http://www.j-poison-ic.or.jp/homepage.nsf

34. 異物誤飲 (swallowed foreign bodies)

いつ疑うか

＊異物誤飲の病歴があるとき，小児・高齢者の突然の呼吸困難・喘鳴では異物誤飲を考慮する．

＊異物誤飲の約8割は小児である．

＊消化管異物の場合，食欲低下，頸部痛，流涎などで気づく場合もある．

異物誤飲を疑った際に何を検討するか

＊バイタルサイン（A：気道，B：呼吸，C：循環）の評価

　➡特にA：気道に異常があれば気道確保を行いつつ，上級医 call.

＊いつ，何を（性状），どれだけ（量）誤飲したか？

＊異物はどこにあるか？

　➢単純X線，CTで異物検索を行う（PTPシートは画像に映らないこともある）．

＊緊急性を検討する．

緊急に摘出するべき異物

・喉頭異物
・気道異物
・食道異物（流涎，嚥下ができない，6時間経過しても改善しない場合）
・消化管異物（食道内ボタン型電池，PTP（医薬品包装），鋭利な異物）

＊消化管異物があり，腹痛，発熱，嘔吐，出血などの症状がある場合は緊急に対応が必要である．

Part 4

救急疾患の診断と初期治療

診断がついたときに行う初期治療

以下のアルゴリズムを参考に初期治療を開始する.

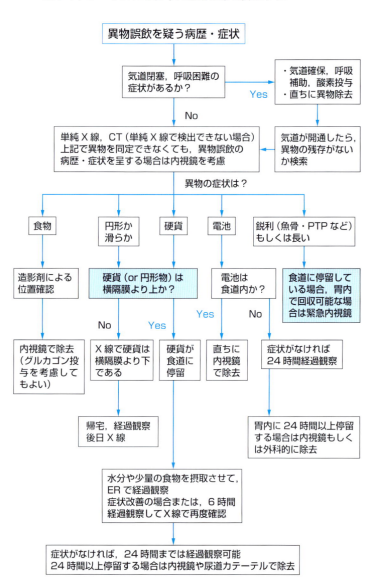

35. 体温異常 (hypothermia and hyperthermia)

1. 低体温
いつ疑うか
＊屋外で発見された症例（特に冬期），溺水例，原因不明の意識障害例では必ず低体温症を考慮する．

初期診療で何を検討するか
＊触診で冷たく「低体温」を考慮した場合は**必ず深部温を評価する**．食道温が最も中枢温を正確に反映する（次いで，直腸温・膀胱温）．
＊救急外来では直腸温をモニターで中枢温を評価する．

診察時の注意‼
＊**体位変換など安易な刺激を加えないこと**（VF などの不整脈を誘発する危険あり）．
＊呼吸状態を評価する際に，パルスオキシメーターは信用できない．**血液ガスも必ず体温補正を行うこと**（通常の 37℃ での測定では PaO_2，$PaCO_2$ とも高めに報告されてしまう）．
＊初診時，復温時は適宜，生化学検査で並存するアシドーシス・高 K 血症・横紋筋融解症をチェックし，十分量の輸液・尿量確保に努める．
＊低体温では寒冷利尿が起こり，多尿になることが多い．低 K 血症にも注意が必要である．
＊低体温時の心電図は通常は，徐脈であるが**ペーシングは禁忌である**（治療は復温）．
＊必ず併存する基礎疾患を検索し，必要ならば治療を同時に行う．

Part 4 救急疾患の診断と初期治療

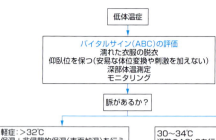

低体温を合併しやすい基礎疾患

- 敗血症
- アルコール・薬物中毒
- 低血糖・高血糖性昏睡
- 副腎不全・甲状腺機能低下
- 悪性腫瘍
- 高齢者・乳幼児
- 精神疾患患者
- 重症外傷，熱傷
- 脳血管疾患・パーキンソン病

〔*Aviat Space Environ Med.* 2000, 71 (7): 733-752.〕

2. 高体温

いつ疑うか

＊高温・多湿環境に曝露された（運動の有無は問わない）患者，精神疾患患者，甲状腺機能亢進症患者の意識障害では必ず高体温を考慮する．

発熱と高体温の違い

> **発熱**：感染などによる外因性・内因性の発熱物質の刺激により視床下部の体温中枢の作用で，体温のセットポイントを高く調節された状態．
>
> **高体温**：熱産生の異常増加，熱放射の障害，外部からの加熱で体温が上昇した状態．解熱剤は無効．

＊熱中症を疑う場合には，必ず他疾患を除外する必要がある．

鑑別診断

＊感染症，悪性症候群，急性薬物中毒，セロトニン症候群，甲状腺クリーゼなど．

①**悪性症候群**：向精神病薬，抗パーキンソン病薬の増減時に起こることがある．

    3徴：高体温，脳症，筋固縮

    治療：原因薬剤の中止，ダントロレン，ブロモクリプチン，ベンゾジアゼピンなど

②**セロトニン症候群**：セロトニンの過剰により，自律神経，精神症状に異常を来す疾患．選択的セロトニン再取り込み阻害薬（SSRI）の過剰摂取などで生じる．薬剤を中止すれば24時間以内に症状が治まることが多いが，症状が強い場合には抗セロトニン薬のシプロヘプタジン（ペリアクチン®）を使用する．

③**甲状腺クリーゼ**：甲状腺ホルモン作用過剰で，発熱・頻脈・中枢神経症状・消化器症状を生じる．抗甲状腺薬使用，無機ヨード，副腎皮質ステロイドの投与で治療を行い，全身管理が必要となる．

＊「高体温」を考慮した場合は必ず深部温（食道温か直腸温）を評価する．

3. 熱中症

＊熱中症とは，暑熱環境における身体適応の障害によって起こる状態である．

熱中症の重症度分類

	症状	重症度	治療	臨床症状からの分類
Ⅰ度	めまい，たちくらみ，発汗 筋肉痛，筋肉の硬直 意識障害なし	軽度	通常では現場での対応可能 →冷所での安静，冷却，経口的な水分・塩分摂取	熱けいれん，熱失神
Ⅱ度	頭痛，嘔吐，倦怠感 意識障害なし 深部体温：37〜40℃	中等度	医療機関での診療が必要 安静，水分・塩分の補給(経口摂取不可能時は点滴)	熱疲労
Ⅲ度	意識障害，多臓器障害 深部体温：41℃以上	重症	入院加療(場合により集中治療が必要) 体温管理・全身管理が必要	熱射病

熱射病（Ⅲ度）

*深部温>40℃（受診時には下がっていることもある），中枢神経障害あり.
　治療：冷却，全身管理，合併症の治療
*冷却は40-45℃のぬるま湯を吹きかけ，扇風機などで仰ぎ，できるだけ早く38℃以下にする.
*冷たい水を吹きかけると血管が収縮してしまい，十分な冷却ができない. また冷却により低体温に陥る可能性があり，深部温<38℃になったら止める.
　①古典的熱射病：高温環境下で脱水前に中枢神経障害. 比較的緩徐な発症. 皮膚乾燥. 必ずしも脱水なし. 高齢者・小児に多い(ex. 乳児が駐車場で車内に長時間放置された).
　②運動性熱射病：若年者に多い. 皮膚湿潤. 脱水を伴う.

熱疲労（Ⅱ度）

*深部温37-40℃，高度の脱水（水分と塩分の喪失）による循環不全，中枢神経症状は認めない.

＊脱水に起因する症状を呈する：口渇，倦怠感，たちくらみ，嘔気
　治療：冷却＋水分・塩分の補給，合併症があれば治療

　熱射病，熱疲労の合併症として①横紋筋融解症，②高K血症，③低K血症，④高尿酸血症，⑤播種性血管内凝固（DIC），⑥多臓器不全などがある．

熱けいれん（Ⅰ度）
＊大量の発汗後に水分補給のみで塩分が補給されなかったことで，最も使用した筋肉がけいれんする．意識障害はない．

熱失神（Ⅰ度）
＊めまい，立ちくらみなど．意識障害はない．
　治療：冷所での安静，水分・塩分摂取

Ⅱ度以上の熱中症の初期対応
＊まず初めにABCの安定化（気道・呼吸状態が安定しない場合は気管挿管・人工呼吸器管理が必要となる）．
＊血算・生化学検査，尿検査，必要時は凝固検査を行い，合併症を確認する．

高体温に多い合併症

①横紋筋融解症（CK高値，ミオグロビン尿：尿検査でコーラ色の尿，尿定性で潜血陽性だが沈渣で赤血球を認めないなどといった所見はミオグロビン尿を示唆する）
②高K血症
③低K血症
④高尿酸血症
⑤DIC
⑥多臓器不全（肝機能障害，腎機能障害など）

＊横紋筋融解症の合併を疑ったら迅速に治療を開始する．

横紋筋融解症の治療

①補液（細胞外液）

・1,000-2,000 mL/時で開始し，CK＜1,000 U/L になるまで尿量を 3 mL/kg/時以上に保つ．

・ミオグロビン尿がなくなるまで補液は行う．

②メイロン® 20 mEq を適宜使用し，尿のアルカリ化を行う．

・尿 pH＞6.5，血中 pH7.40-7.45 を目標に行う．

・ミオグロビンの沈澱がアルカリ尿で減少すると言われている．

※利尿薬（マンニトール，フロセミド）が有益とされるエビデンスはなく，使用しない．

36. 職務感染事故 (occupational puncture)

針刺し事故による感染率 （傷の深さやウイルス量により異なる）

B 型肝炎ウイルス	30%
C 型肝炎ウイルス	3%
HIV	0.3%

〔*Am J Med.* 1997, 102 （5B）: 9-15.〕

事故発生時の対応
標準的な処置の方法

①受傷部位を大量の水と石鹸で洗う．粘膜は大量の水で洗い流す（洗浄が最大の防御）．
②HIV 感染のリスクが高いときは，患者の **HIV 抗体**を測定．
③**患者の HIV 抗体陽性のとき**：抗 HIV 薬を服用（4 週間）．1，3，6 カ月後に HIV 抗体検査．
※ HIV 感染予防プロトコールの詳細は国立国際医療センター エイズ治療・研究開発センター HIV/AIDs 検査・治療・看護 （http://acc-elearning.org/AIDS/TextVersion2.html） を参照
④**患者の HBs 抗原が陽性のとき**：
  1) 受傷者がワクチン未接種もしくは HBs 抗体が陰性の場合：48 時間以内に抗 HBs 免疫グロブリンおよび HBV ワクチンを投与する．1，3，6，12 カ月後に肝機能（AST/ALT）と HBs 抗原・抗体検査．
  2) 受傷者が過去にワクチン接種歴があり，HBs 抗体が陽性の場合は経過観察する．
⑤**患者の HCV 抗体が陽性のとき**：1，3，6，12 カ月後に肝機能と HCV抗体検査．
⑥**梅毒**は血液による感染はかなり低いとされているが，頻度は不明．予防投薬にアモキシシリン（サワシリン®）1,500 mg/日を 7-14 日間内服してよい．事故直後，1，3 カ月後に STS/TPHA の抗体検査を行う．
※患者が既感染なのか，現在の感染なのかを判断することが必要．STS陽性（high titer），TPHA 陽性であれば現在の感染を考えるが，STS陰性，TPHA 陽性の場合は既感染と判断する．
⑦HTLV-1 は成人が感染しても発症することはまずない．

　職務感染事故マニュアルがある医療機関ではそれを遵守すること．

37. 虐　待 (abuse)

いつ疑うか

＊小児・女性・高齢者（＝被虐待ハイリスク群）の受診時（特に外傷）には，虐待が行われていないかどうかを常に念頭に置く．

＊病歴から外傷がわからないこともある．

例：無熱性けいれんで受診した乳児に頭部外傷による頭蓋内出血が見つかった

虐待を疑うチェックポイント

小児・女性・高齢者に共通
・受傷から受診までが不自然に長い
・受傷機転・病歴があいまい
・受傷機転と外傷の重症度が矛盾する
・不衛生な服装・季節に合わない服装
・救急外来の受診がやけに多い（外傷・事故など）
・体幹部（見えない部分）の新旧の外傷痕が混在
・経済的不安定・社会的孤立・複雑家庭
・養育者・配偶者・介護者の精神疾患・アルコール中毒
・子ども，妻（彼女），高齢者を大切にしている態度を見せても虐待は否定できない

小児虐待のチェックポイント
・発達段階にそぐわない外傷（例：ハイハイしない子どものあざ，寝返りしない子どもの転落）
・幼いきょうだいが加害したと説明
・低身長・体重増加不良（栄養ネグレクト）
・予防接種を適切に受けていない（医療ネグレクト）
・学校に行っているはずの時間に自宅にいる（教育ネグレクト）
・タバコ誤飲などの事故を繰り返す（環境ネグレクト）
・性器・肛門周囲の傷（性的虐待）
・保護者が子どもの症状に関心が薄い・無責任
・育てにくい子ども（発達障害など）

女性虐待のチェックポイント
・夫や付き添い男性が傍から離れず進んで病歴を話す．反対にあまり

にも無関心
・不定愁訴・精神症状での受診
・子どもがいる場合はその子も虐待されていないかどうかチェックする

高齢者虐待のチェックポイント
・認知症がある
・高齢者を子ども扱いする，暴言がある
・るいそう・低栄養を認める
・おむつ交換がされていない
・大きな褥瘡ができている
・自宅がゴミ屋敷

診察時の注意

＊虐待の発見は，犯人探しではなく，虐待をされている患者を守り，本人および家族に対しての今後の養育・生活・介護の支援につなげるために行われるべきである．

＊関わったスタッフを含め誰かが「気になる」と感じたら放置しない．過剰診断でもよいので拾い上げる（次の来院は心肺停止かもしれない！）．早期発見し，より重大な虐待につながらないようにすることが大切．

＊本人以外に席を外してもらい話を聞く．我々は味方であるというメッセージを伝える．

＊診察医は虐待があったかどうかの追求はせずに，医学的問題に対応することに専念する．良好な医師−患者関係を維持することに努める．

＊加害者（保護者・配偶者・家族・介護者）を直接非難しない．

診断がついたときに行う初期対応

＊虐待の可能性があることを上級医に報告．院内マニュアルがある場合は，それに従う．

＊児童虐待は児童相談所または福祉事務所，高齢者虐待は市町村へ通告の義務がある（一般的には病院の医療ソーシャルワーカーなど決まった窓口が行う）．

＊女性虐待は通報義務がないが，本人の意志を確認し，配偶者暴力相談支援センターや警察などへの相談を勧める（各地域の相談先

Part 4 救急疾患の診断と初期治療

はインターネットで検索可能）．帰宅後の安全を守れるかどうか
を確認する．
＊緊急性が高い場合，危険性が高い場合，重症外傷は警察に相談，
避難的入院も考慮．死亡例は異状死として警察への届出義務あり．

38. 小児救急 (emergency care for pediatrics)

救急外来で絶対に見逃してはならない病気
① 細菌性髄膜炎
② 急性喉頭蓋炎
③ 急性虫垂炎
④ 腸重積
⑤ 鼠径ヘルニア嵌頓
⑥ 精巣捻転
⑦ 虐待

いつ重篤疾患を疑うか
*小児の全身状態は正直．病歴・身体所見が取りづらい分，「見ため」や「バイタルサイン」といった生理学的評価が重症度・緊急度判定の裏づけとなる（カルテにしっかりと記載すること！）．
*見ため（ぐったり，視線，周囲への反応など），末梢循環（皮膚蒼白，CRT，大理石文様），呼吸状態（呼吸数の異常，努力呼吸）（Pediatric Assessment Triangle）を評価し，どれか1つでも悪ければ，鑑別診断が思いつかなくても，とにかく「状態が悪い子ども」として，人を集め，すぐに上級医，小児科医に相談する．
*小児は年齢によりバイタルサインの正常範囲が異なる．
ただし，小児の心拍数や呼吸数は，発熱や啼泣，情動によって大きく変化することから，バイタルサインの数値のみではなく，呼吸努力症状や末梢循環不全症状などと併せて総合的に評価すること．

Part 4 救急疾患の診断と初期治療

正常心拍数

年齢	覚醒時（回/分）	睡眠時（回/分）
新生児	100-205	90-160
乳児	100-180	90-160
幼児	98-140	80-120
就学前小児	80-120	65-100
学童	75-118	58-90
思春期	60-100	50-90

※体温が1℃上昇すると約10回/分の心拍数増加があると言われている.

正常呼吸数

年齢	呼吸数（回/分）
乳児	30-53
幼児	22-37
就学前小児	20-28
学童	18-25
思春期	12-20

〔American Heart Association. ECC（救急心血管治療）ハンドブック2015（AHAガイドライン2015準拠）. シナジー, 2016〕

年齢別　血圧低下の目安

0-1カ月	60 mmHg 未満
1カ月-1歳	70 mmHg 未満
1-10歳	（年齢×2）＋70 mmHg 未満
10歳以上	90 mmHg 未満

小児ではショックのとき, 心拍数上昇と末梢循環不全で代償（代償性ショック）されるので, 血圧が下がるのは末期になってから（非代償性ショック）.

①細菌性髄膜炎

・発熱・頭痛・嘔吐といった髄膜炎の典型症状がすべて揃うことはまれ.
・2歳以下では髄膜刺激症状はあてにならない.
・1歳未満のけいれんは細菌性髄膜炎から考える.
・近年,肺炎球菌ワクチン,ヒブワクチンの普及により,細菌性髄膜炎の頻度は激減した.逆に,ワクチン接種2回以下および未接種例(特に生後3カ月未満)ではリスクが高いと考えるべき.
・以下の病歴・キーワードは必ず上級医・小児科医へ相談.
　3カ月以下の乳児の「発熱」「機嫌悪い(ミルクの飲みが悪い)」高熱＋Toxic/Irritable
　(Toxic/Irritable:周囲に関心を持った目の動きなし,診察時に抵抗する四肢の動かし方や泣き方が弱い,診察時に玩具やシールを見せても興味を示さない,など)
・迅速な治療開始が大切.迅速なコンサルテーションとともに抗菌薬の準備

年齢	抗菌薬
3カ月未満	セフォタキシム 200 mg/kg 分4 ＋アンピシリン 100-300 mg/kg 分3
3カ月以上	セフトリアキソン 100 mg/kg 分1 or 分2
抗菌薬投与前にデキサメサゾン静注を行う場合もある 〔0.15 mg/kg 静注6時間ごと×2-4日間.インフルエンザ桿菌および肺炎球菌(controversial)を疑う場合.新生児除く〕.	

Part 4 救急疾患の診断と初期治療

②急性虫垂炎

・3歳以上に好発するが乳幼児でも発症する(非典型的症状).
・虫垂炎の症状は実に様々.下痢をしたり,発熱がないこともある.
・安易に胃腸炎と診断しない(わからなければ診断をつけない).
・腹痛を訴える患者を帰宅させる際は**全例で**「虫垂炎は初期症状がわかりにくいため,腹痛持続や右下腹部に痛みが移動する場合は,虫垂炎の可能性があるため,必ず救急外来を再診」するように保護者へ説明する.

Alvarado スコア（MANTRELS）	点数
心窩部痛，臍周囲部痛→右下腹部へ移動	1
食欲不振	1
嘔気・嘔吐	1
右下腹部圧痛	2
反跳痛	1
発熱≧37.3℃	1
白血球≧10,000/μL	2
好中球≧75%	1

7点以上は虫垂炎の可能性大，5点以上では虫垂炎の可能性があるため画像診断の適応について上級医と相談する

〔*An Emerg Med.* 1986, 15（5）：557-564.〕

Pediatric Appendicitis Score（PAS）	点数
心窩部痛，臍周囲部痛→右下腹部へ移動	1
食欲不振	1
右下腹部の圧痛	2
咳嗽・打診・跳躍で増強する右下腹部痛	2
発熱≧38℃	1
白血球≧10,000/μL	1
好中球≧75%	1

6点以上は虫垂炎の可能性大，3-5点は画像などで検索必要

〔*J Pediatr.* 2008, 153（2）：278-282.〕

③腸重積

・6カ月-2歳に好発（1歳未満が約半数）.
・腹痛・嘔吐・血便の典型的3徴が「すべて揃うことはまれ（10%）」.
・「時々（周期的に）激しく泣く」「機嫌が悪い」「顔色が悪くぐったり」という病歴では必ず鑑別診断に挙げる（来院時に全身状

態が良好でも).

・少しでも疑う場合は浣腸して血便の有無を確認することは有用だが,血便がないからといって腸重積を否定することはできない.

・疑わしい場合は,上級医とともに超音波検査を積極的に行う(感度・特異度ともに高い).

④鼠径ヘルニア嵌頓　⑤精巣捻転

・「泣き続ける」「機嫌が悪い」「下腹部(臍から下)の痛み」「嘔気・嘔吐」では,必ずオムツ・パンツを脱がせ,会陰部を診察する.

・立位で患側精巣の挙上,精巣挙筋反射(大腿内側を上から下にこすると同側の睾丸が挙上)の消失があれば,精巣捻転が疑わしい(感度90%以上との報告もあるが反射があっても否定はできない).

その他,診察時の注意!!

＊軽症と思って救急外来を受診する親は意外と少ない.心配をかかえて受診する親子に共感し,安心させることも救急外来の大切な役割.

＊救急搬送受入時は,救急隊からおおよその体重を聴取し,薬剤や蘇生用品などを体重に合わせて準備しておく.保護者不在で体重がわからない場合は,下の表を参考にするか,カラーコード化蘇生テープ(PALS)などを用いて身長から体重を推定する.

年齢別体重の目安

1歳	3歳	5歳	7歳	9歳	11歳	15歳
10 kg	15 kg	20 kg	25 kg	30 kg	45 kg	55 kg

＊生後28日未満の新生児の発熱は重症細菌感染とみなす.

＊喘鳴

◇喘鳴は吸気性(上気道閉塞:クループ)か呼気性(下気道閉塞:気管支喘息)か両方(気管異物の可能性:食事中・遊び中の突然のむせ)を鑑別する.

＜クループ＞

・上気道閉塞は泣かせると悪化する可能性があるため泣かせないように注意する（咽頭診察，不必要な親子分離，静脈路確保などの処置）．

・犬吠様咳嗽があるだけや喘鳴が興奮時のみの場合
  ➡軽症として経口デキサメサゾン（0.15-0.3 mg/kg：最大量6 mg）を処方して帰宅．

・安静時に聴取する吸気性喘鳴がある場合
  ➡中等症としてアドレナリン吸入（ボスミン注0.3 mL＋生理食塩水）＋経口 or 静注デキサメサゾンを投与し，少なくとも2-3時間の経過観察（アドレナリン吸入の効果持続は2時間程度で，デキサメサゾンが効いてくるまでの一時しのぎでしかない．再度悪化してくるようであれば入院考慮）．

・酸素飽和度低下やひどい陥没呼吸，グッタリがある場合→重症としてアドレナリン吸入しながら上級医call！（不用意に処置して泣かせない！）

＜気管支喘息＞

・喘鳴の程度，SpO_2に加え，呼吸数，努力呼吸の有無で発作の程度を評価する．

・短時間で発作がぶり返し，再診している場合は入院を考慮．

・β_2刺激薬〔サルブタモール（ベネトリン®）またはプロカテロール（メプチン®）〕の吸入を行う（酸素飽和度低下があれば酸素投与開始）．

・吸入に対しての反応不十分であれば，ステロイド静注（ヒドロコルチゾン5-7 mg/kg or メチルプレドニゾロン1-1.5 mg/kg）を行い，入院を考慮し上級医へ相談．

＜熱性けいれん＞

熱性けいれんと安易に診断しない！

下記に該当する場合は細菌性髄膜炎や脳炎・脳症，頭蓋内病変などの可能性があるため，上級医に必ず相談する．

・生後6カ月未満，6歳以上

・けいれん持続時間15分以上（けいれん重積）

・けいれんは停止したが意識障害の遷延がある

・24時間以内に2回以上のけいれん

・片側性けいれん，けいれん後の麻痺

・神経学的異常所見を認める

・大泉門の膨隆がある
・体温 38℃ 未満でのけいれん

帰宅時に注意すること

＊子どもは病気の進行が早く，それを予測することはしばしば困難である．患児を帰宅させる前にどういった症状が出たらもう一度病院に来てもらうか，翌日に小児科外来の受診が必要かを必ず親に説明し，納得を得ることが大切．

Mini Lecture

＜小児の輸液＞

初期輸液

・脱水補正の場合　細胞外液（生理食塩水など）10 mL/kg/時　尿が出るまで
（小児は短時間の絶食で低血糖になりやすいため，輸液路確保時に血糖値をチェックし，低血糖があればブドウ糖静注を行う）

・ショック症状がある場合は 20 mL/kg を 5-10 分かけて投与　反応を見ながら 2-3 回繰り返す（原因にもよるが，反応が見られない場合は輸血や昇圧薬を検討）

・心原性ショックとショックを伴う糖尿病性ケトアシドーシス（DKA）の場合は補液速度に注意
心原性ショック　　　　　　5-10 mL/kg を 10-20 分かけて
ショックを伴う DKA　　　　10-20 mL/kg を 1 時間かけて

維持輸液（絶飲食時などに最低限必要な補液量）
主に 3 号液を用いる
4-2-1 ルール（維持輸液量の簡易計算式）

体　重	輸液速度
0-10 kg	4 mL/kg/時
10-20 kg	40＋2×（体重 kg－10）　mL/時
＞20 kg	60＋1×（体重 kg－20）　mL/時

輸液量＝維持輸液＋欠乏量＋on-going-loss

Part 4 救急疾患の診断と初期治療

使用器具のサイズ	
挿管チューブ太さ	年齢/4＋4（カフなし）mm 年齢/4＋3.5（カフあり）mm
挿管チューブ深さ	挿管チューブの太さ×3 cm
胃管チューブ 尿道カテーテル	挿管チューブの太さ×2 Fr
胸腔ドレーン	挿管チューブの太さ×4 Fr
電気ショック	10 kg 未満は小児用パドル
AED	未就学児は小児用パッド

緊急薬剤投与量（最大量は成人量）	
アドレナリン	0.01 mg/kg アナフィラキシー：原液を筋注 心停止：10 倍希釈を 0.1 mL/kg 静注
アデノシン	初回 0.1 mg/kg　2, 3 回目 0.2 mg/kg　急速静注
アミオダロン	5 mg/kg 心室細動：ボーラス静注 脈あり VT：20-60 分かけて div
アトロピン	0.01-0.02 mg/kg（最低量 0.1 mg 最大量 0.5 mg） 静注
ミダゾラム	0.05-0.2 mg/kg（静注）　0.3 mg/kg（点鼻）
ケタラール®	0.5-1.0 mg/kg 静注
セルシン®	けいれん時：0.3 mg/kg　静注
20％ブドウ糖	2.5 mL/kg　静注
初期輸液	10-20 mL/kg（生理食塩水またはリンゲル液）点滴
濃厚赤血球（RBC）	10 mL/kg で Hb2-3 g/dL 程度上昇
新鮮凍結血漿（FFP）	10-15 mL/kg
血小板（PC）	体重 5 kg 当たり 1 単位投与で血小板 50,000/mm^3 増加
アセトアミノフェン	10-15 mg/kg　内服 or 静注
電気ショック	カルディオバージョン 0.5-2 J/kg（同期） 除細動　　　　　　　4 J/kg（非同期）

39. 精神科救急 (psychosocial disorders)

絶対見逃したくない病態
　①精神科疾患に見える身体的疾患
　②自殺念慮
　③他害の危険

精神科疾患が疑われた際に何を検討するか
＊以下の項目に該当する場合は，身体疾患に起因する精神症状の可能性があり，必ず身体疾患の精査を行う．

> ・40 歳以上，12 歳以下
> ・精神科疾患の既往なし
> ・バイタルサインの異常
> ・発熱
> ・最近発症の記憶障害，意識混濁，見当識障害
> ・急激な意識障害
> ・幻覚

精神症状を呈する急性疾患
＊A（気道）B（呼吸）C（循環）のいずれの異常でも精神症状を来し得るため，根拠なく安易に身体疾患を除外してはならない．

＊精神症状は意識障害であるため，常に意識障害の鑑別方法（AIUE-OTIPS）を念頭に診療を進める．

＊自殺企図患者には，様々な動機がある（自罰，憂さ晴らし，他人の興味を引く，耐え難い情動経験からの逃避）．**再発防止のためには，決して安易に動機を推定しない．重篤な身体異常がない場合も上級医・精神科医（自院の医師または当番病院の精神科医）と入院適応に関して相談する．**

＊意識障害・バイタルサインの異常・重症外傷がある場合は，疾病・外傷治療のために入院とし，精神面のケアに関して，精神科医と相談やフォローの機会を設定する．

＊他害の危険がある場合は，直ちに上級医を call し，医療スタッフ・他の受診者の安全を図る．**警備員・警察への連絡も躊躇しない．**対応については上級医・精神科医（自院の医師または当番病

院の精神科医）と相談.

＊上級医と相談し，身体拘束の必要性があると判断した場合（**自傷・他害の危険，診療に著しい支障**）は，必要性を診療録に記載して行う（その場に家族がいれば必要性を説明する）．身体拘束は5人（四肢と頭を抑える人）とマスク（唾を飛ばされないため）で行う.

＊上級医と相談し，鎮静の適応があると判断した場合（**自傷・他害の危険，診療に著しい支障**）は，必要性を診療録に記載し（家族がいれば必要性を説明），使用する．鎮静薬には呼吸抑制がありモニタリングやバッグバルブマスクの準備をする.

鎮静に推奨する薬剤

ハロペリドール（セレネース®）5-10 mg 筋注（静注）30-60 分ごとに追加可能
ミダゾラム（ドルミカム®）5 mg 筋注

診察時の注意!!

＊身体疾患の可能性を検討しないで，精神科疾患と診断しない（安易な鎮静・身体拘束は禁忌!!）.

＊ハンドドロップテスト，開眼時眼球逃避は患者が意図的に陰性にすることも可能であり過信しない.

＊精神科疾患の可能性が高い場合も，患者・家族に感情的な対応をしない（患者の家族もまた，患者に困っている患者であるということを忘れない!!）．共感的態度が基本である.

＊ER スタッフからの「また○○か…」は誤診への入り口と心得よ!!

＊最も懸念されるのは精神症状で頻回受診する患者の身体疾患の見逃しである．たとえ毎日胸部症状を訴えていても冠血管リスクが高い場合は慎重になるべきである.

40. 産婦人科救急

（obstetric and gynecological emergency）

いつ疑うか

＊男性特有の疾患があれば，当然女性特有の疾患があることを認識する必要がある．卵巣や子宮，月経という生理現象は女性に特有であり，それに関連した疾患を女性では考える必要がある．
 ・「女性をみたら妊娠を疑え」という格言がある．
 ・卵巣腫瘍はすべての女性にみられ得る．

診察時の注意!!

<問診>

＊プライバシーに配慮することが必要．

＊「初対面の自分に正直には言わないだろう」くらいに思っておく．

＊婦人科疾患を想起した際の特有の問診
 1) 婚姻状況：独身，既婚，再婚，離婚，別居，死別
 2) 妊娠分娩歴

G：graviditas 妊娠，P：parturition 出産，NVD：normal vaginal delivery 正常経腟分娩，CS：Caesarean section 帝王切開，AA：artificial abortion 人工流産，SA：spontaneous abortion 自然流産

 3) 最終月経歴/その前の月経歴
 4) 月経の状況：周期，期間，量，症状
 5) Sexual history：5Ps

Partners 性別，不特定多数かどうか？
Practices どんな性交渉？
Protection from STDs 避妊方法
Past history of STDs 性感染症の既往
Prevention of pregnancy 避妊の意志は？

<診察>

＊診察，内診などは女性看護師についてもらい行う．

＊いわゆる「ギネ腹」（婦人科疾患を想起する所見）：反跳痛は強いが，板状硬/筋性防御は軽い．

＜妊娠反応＞
＊市販の妊娠反応は尿中 hCG が 25 IU/L から測定可能.
　➡妊娠 4 週からほぼ全例陽性. hCG 分泌は妊娠 10 週頃に最大（血中 β-hCG のピーク 10 万 IU/L）
＊市販の妊娠判定キットのほうが病院の妊娠判定キットより先に陽性に出る場合もある.

異所性妊娠（Ectopic pregnancy）
◆症状
・典型的な 3 大所見：腹痛, 正規出血, 無月経のすべてが揃うのは全体の 15％のみ.
・リスクファクター：不妊治療, PID 既往, 異所性妊娠既往, 卵管の外科処置, 子宮内避妊器具
◆診断・治療
・必ず除外しなければいけない！　大原則：生殖可能年齢女性＋腹痛＝妊娠反応をチェック！
・週数によっては, 否定しきれないことがある. 血中 β-hCG 値のフォローアップが必要.
　正常妊娠では, 48 時間で β-hCG 値が 2 倍になる：doubling time
　血中 β-hCG 値が約 2,000 IU/L 以上で経腟エコー検査で胎嚢が確認できるようになる.
・正常でも妊娠 5-6 週になってようやくエコー検査で胎嚢が確認できる.
・必ず産婦人科コンサルテーション：基本的には手術治療

卵巣出血
◆症状
・卵胞もしくは黄体からの出血により, 腹腔内出血を来し, 下腹部痛, 嘔気・嘔吐を来す.
◆診断・治療
・性交渉と関係していることが約 1/3 はある.
・妊娠黄体からの出血では, 異所性妊娠との鑑別が問題になる.
・基本的には保存的にみることができる.

卵巣茎捻転

◆症状
・卵巣腫瘍が捻転することで虚血を来たし，急性発症の下腹部の激痛，嘔気・嘔吐を来す．
・卵巣腫瘍が小さい，逆に大き過ぎる，癒着が強いものは捻転しにくい．
・小児では体格に比較して卵巣が大きいため，正常卵巣でも茎捻転を来し得る．

◆診断・治療
・基本的には手術．腹腔鏡での手術が多い．

骨盤腹膜炎（PID）

◆症状
・3大所見：下腹部痛，内診での子宮頸部痛・付属器痛（90％のPID患者で陽性）
・その他に疑うヒント：発熱，帯下，STDの既往，CRP↑，性交痛
・リスクファクター：sexual activityが高い，若年，避妊リング使用

◆診断・治療
・ERでの診断は臨床診断（侵襲的な検査として経腟エコー，腹腔鏡）．
・治療はクラミジア，淋菌，陰性桿菌，嫌気性菌に対して，基本は広域セフェム系＋ミノマイシン or アジスロマイシン単独．
・合併症：Fitz-Hugh-Curtis症候群，卵管・卵巣膿瘍

妊娠高血圧症候群（PIH：pregnancy induced hypertension）

妊娠20週以降，分娩後12週までに高血圧がみられる場合，または高血圧に蛋白尿を伴う場合のいずれかで，かつこれらの症状が単なる妊娠の偶発的合併症によるものではないもの．

妊娠高血圧症候群の分類

分　類	定　義
妊娠高血圧 gestational hypertension	妊娠20週以降，分娩後12週までに高血圧がみられる場合
妊娠高血圧腎症 preeclampsia	妊娠20週以降に初めて高血圧が発症し，かつ蛋白尿を伴うもので分娩後12週までに正常に復する場合
加重型妊娠高血圧腎症 superimposed preeclampsia	(1) 高血圧症が妊娠前あるいは妊娠20週までに存在し，妊娠20週以降蛋白尿を伴う場合 (2) 高血圧と蛋白尿が妊娠前あるいは妊娠20週までに存在し，妊娠20週以降，いずれか or 両症状が増悪する場合 (3) 蛋白尿のみを呈する腎疾患が妊娠前あるいは妊娠20週までに存在し，妊娠20週以降に高血圧が発症する場合
子癇 eclampsia	妊娠20週以降に初めてけいれん発作を起こし，てんかんや二次性けいれんが否定されるもの

以下の場合は，重症と判断される．
・収縮期血圧≧160 mmHg or 拡張期血圧≦110 mmHg
・蛋白尿≧2 g/日
※HELLP症候群：溶血 Hemolysis，肝酵素上昇 Elevated Liver enzymes，血小板減少 Low Platelets
・PIH の根本的治療は termination．産婦人科にコンサルト．

Mini Lecture

＜月経周期＞

卵胞周期と子宮内膜周期を以下に示す．
黄体は，一般的に個人差なく約14日で消退すると言われている．

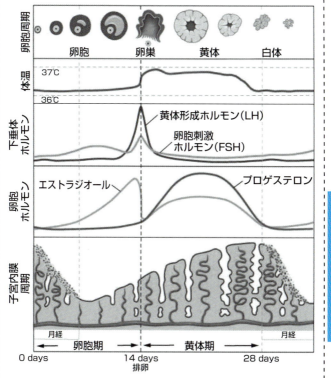

Part 5

救急外来に必須の法律と文書作成

1. 救急外来業務に必須の法律
2. 死亡診断書および死体検案書の作成

1. 救急外来業務に必須の法律

救急外来に関係の深い医師の届出義務

届出義務	届出先	期限	根拠となる法律
異状死体	所轄警察署	24時間以内	医師法21条
食中毒（疑い含む）	最寄り保健所長	直ちに	食品衛生法
1-4類，5類（一部）感染症，新感染症患者 ※結核は2類に含まれる（2006年に結核予防法が感染症法に統合された）	最寄り保健所長 ➡知事	1-4類，新感染症：直ちに 5類（一部）：7日以内（ただし侵襲性髄膜炎菌感染症および麻疹は直ちに，風疹はできるだけ早く）	感染症法
麻薬中毒	知事（保健所，都道府県の衛生局麻薬対策係）	速やかに	麻薬取締法
児童虐待	児童相談所または福祉事務所（事件性が高い場合は警察署）	規定なし	児童虐待防止法
高齢者虐待	市町村（地域包括支援センター）	規定なし	高齢者虐待防止法

*届出義務が課されている法律には，多くが守秘義務違反を問わないことが明記されている．

*麻薬中毒患者の血液・尿などの提出要請には，医師の守秘義務によって令状を要求するべきである．

*薬剤簡易検査（トライエージ®DOAなど）では疑陽性（かぜ薬に含まれるジヒドロコデインでオピオイド陽性，エフェドリンで覚せい剤反応など）もあるため確認検査が必要．

*覚せい剤中毒（使用，所持を含めて）患者の届出に関しては覚醒剤取締法で規定はないが，「必要な治療や検査の過程で採取した

尿から違法な薬物を検出した場合，捜査機関に通報するのは正当な行為であって守秘義務に違反しない」という最高裁判決もあり，必要があれば上級医と相談し対応を検討する．（最高裁判決 平成17年7月19日判例時報1905号144頁）

日常業務で犯しやすい間違い

★Don't　外来で暴れていた患者が近所だったので友人に言いふらした．

法律：守秘義務（刑法第134条）
『医師，薬剤師，医薬品販売業者，助産師，弁護士，弁護人，公証人又はこれらの職にあった者が，正当な理由がないのに，その業務上取り扱ったことについて知り得た人の秘密を漏らしたときは，6ヶ月以下の懲役又は10万円以下の罰金に処する．』
＊乗用車を運転していた患者からアルコールなどを検出することもあるが，こちらから通報したり，警察から問い合わせがあった場合でも本人の同意なし（家族の同意は無効）に職務上知り得た情報を開示してはならない．警察に対しては，「捜査関係事項照会書」の提出を求めるべきである．患者検体（血液・尿など）の提出についても同様であり，「捜索差押令状」を要求する（麻薬中毒患者も含む）．

★Do　意識障害で搬送された患者のかかりつけ医に，普段の内服薬を問い合わせた．

法律：個人情報保護法
本人や家族の同意を得ないで個人データを第三者に提供してはならないとあるが，人の生命や身体の保護のために必要であるが本人の同意を得ることが困難な場合は，適応されない（本人や家族から同意を得られる場合は，同意を得てから情報照会を行う）．

★Don't　遺族に頼まれて死亡診断書の死亡原因を縊頸から低酸素血症へと変更した．

法律：虚偽診断書作成罪（刑法第160条）
『医師が公務所に提出すべき診断書，検案書または死亡証書に虚偽の記載をしたときは，3年以下の禁錮または30万円以下の罰金に処する．』

★Don't　当院は小児科がないので診療できません．

Part 5　救急外来に必須の法律と文書作成

> **★Don't**　救急外来では交通事故の診断書は書けないことになっています．

法律：診療義務及び診断書交付義務（医師法第 19 条）
『診療に従事する医師は，診察治療の求めがあった場合には，正当な
事由がなければ，これを拒んではならない．診察若しくは検案をし，
または出産に立ち会った医師は，診断書若しくは検案書または出生
証明書若しくは死産証書の交付の求めがあった場合には，正当の事
由がなければ，これを拒んではならない．』
　　※原則として初期研修医単独で診断書を発行せず，必ず上級医の
　　　指導・診察下で作成する．

　救急外来での診断書記載例

> 診断名：○○○○○
> ○月×日上記の通り診断しました．診察時点では約○日間の
> 加療を要する見込みです．ただし，今後の経過次第ではこの限
> りではありません．以下余白

悪質クレーマー・無茶な要求をしてくる患者に対して（救急室での注意点）

＊「悪質クレーマー」と判断する以前に，病状による意識変容・精神
　状態の変化（電解質異常・低血糖・脳炎・ショック・認知症・精
　神疾患など）ではないかどうかの評価が医師として重要．
＊密室での対応としない（ドア・カーテンを開けておく），逃げ道を
　確保．
＊IC レコーダーを準備し，患者に接触する直前から録音開始．
＊こちらに落ち度（待ち時間が長くなった，点滴失敗など）があれ
　ば，誠意をもってその場で謝罪する．どういったことに納得がい
　かないのか，傾聴する姿勢が大切．
＊無茶な要求（土下座や金品要求など）がある場合は，その場で応
　じたり安易な返答は避け，上級医および責任者に報告・相談する．
＊暴力を受けそうなときはとにかく逃げること．

＜参考＞
謝罪してもなお困った行為や無茶な要求をしてくる場合

どういった場合，法律上違法行為となるかの知識（例）

①退去を求めても病院から退出しない（刑法 130 条：建造物侵入罪，不退去罪）

②大声や奇声を上げ周囲の患者をおびえさせた（刑法 234 条：威力業務妨害罪）

③暴言を浴びせた（刑法 231 条：侮辱罪）

④土下座や謝罪を強要した（刑法 223 条：強要罪）
「首を洗って待っていろ」など脅すような言葉を吐いた（刑法 222 条：脅迫罪）

⑤殴る，蹴る，押し倒す，胸ぐらをつかむなどした（刑法 208 条：暴行罪）

⑥殴る，蹴る，押し倒すなどにより怪我をさせた（刑法 204 条：傷害罪）

⑦院内の機器や備品を壊した（刑法 261 条：器物損壊罪）

⑧刃物や棒など危害を加えることができる器具を持っていた（軽犯罪法 1 条 2 号：法令違反）

（参考：救急診療指針．2011，へるす出版.）

「違法行為となるので警察を呼びます」と通報の姿勢を見せるだけで効果があることもあるし，逆効果となることもあるため，個々の事例に応じて対応する.

Part 5

救急外来に必須の法律と文書作成

2．死亡診断書および死体検案書の作成

死亡診断書

＊診療継続中の患者がその疾患で死亡し，さらにその死に立ち会った場合は死亡診断書を発行する（死に立ち会っていない場合は死体検案書）．

＊診療中の患者が最終の診察後 24 時間以内に診療中の傷病で死亡した場合は，死に立ち会っていなくても死亡診断書を発行できる（医師法第 20 条但し書き）．

＊ただし，24 時間以上経過していても，死亡後に改めて診察を行い，診療中の傷病で死亡したと判定できる場合は，死亡診断書を発行できる（平成 24 年 8 月 31 日医師法第 20 条但し書きについての通知）．

異状死の届出

　　　　（参考：異状死ガイドライン　平成 6 年 5 月：日本法医学会）

＊異状を認める場合は 24 時間以内に所轄警察署に届け出る義務がある（医師法 21 条）．

下記は異状死体に該当する（妊娠 4 カ月以上の胎児も対象）.

1. すべての外因死
2. 外因による傷害の続発症や後遺症による死（疑い含む）
3. 診療行為に関連した予期しない死，およびその疑いのある死
4. 死因が明らかでない場合

　　※死因がはっきりしない場合（内因死含む）や外因による死亡はすべて異状死体と考え，外来や入院期間に関係なく警察に届け出るべきである．

　　※交付すべき書類が死亡診断書であるか死体検案書であるかを問わず，異状を認める場合は警察署へ届け出る．

来院時心肺停止の場合

＊搬送後，病院で医学的処置を行った場合，たとえ初診患者であったとしても，心肺蘇生術が行われている時点ではまだ生存しているとみなす．蘇生行為によって一度も心拍再開しなかったとしても，救急外来で行う診療行為自体を「診療の継続」と考えれば，蘇生中止をもって死亡とし，死亡診断書を発行してもよい．

*すでに死亡徴候（死後硬直・紫斑・腐敗など）が認められ，来院後に診療行為を行わなかった場合は，すでに死亡している患者として死体検案書を作成する（死因が明らかでない場合は異状死として警察へ届出）．
*かかりつけ以外の患者が心肺停止で搬送された場合は，かかりつけ医へ診療情報照会を行い，心停止の原因究明に努める．

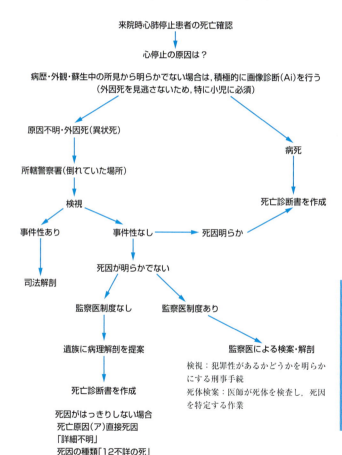

死後画像診断（オートプシーイメージング：Ai）

死後 CT でわかる所見（死因・死後変化・蘇生術後変化の３つに大別すると読影しやすい）.

死因	非外傷性	脳出血，クモ膜下出血，大動脈解離，大動脈瘤破裂，重症肺炎（３割程度の死因が CT で判明）
	外傷性	死因特定にかなり有用，隠れた虐待・外傷の発見
死後変化		血液就下，右心系拡張，大動脈の高吸収化，脳浮腫
蘇生術後変化		血管内ガス（脳血管内，心大血管内，肝血管内），消化管拡張，肋骨骨折

作成時の注意事項

＊字は楷書ではっきりと見やすい字で書くこと.

＊氏名は略字も可能（例：「齋藤」を「斉藤」と書く）だが，保険証などを参考にできる限り戸籍簿に記載されている氏名を記載する．全くわからない場合は「不詳」と記入する.

＊「死亡したとき」は，**死亡確認時刻ではなく，死亡した時刻**を記入する．死亡時刻が不明な場合も死亡時の状況や死体検案によってできるだけ死亡時刻を推定し，「時分」の余白に「頃」「（推定）」などを記入する．全くわからない場合は「（不詳）」とする.

＊「臓器の移植に関する法律」の規定に基づき脳死判定を行った場合，脳死した者の死亡時刻は第２回の検査終了時となる.

＊「死亡したところ」が明らかでない場合（漂着した水死体など）は，発見場所の住所を記載し「（発見）」と付記するとともに，状況を「その他特に付言すべきことがら」欄に記入する.

＊「死亡の原因」の（ア）直接死因では，疾患の終末期状態としての「心不全」，「呼吸不全」などは記入しない（明らかな病態としての「心不全」，「呼吸不全」を記入することは何ら問題ない）

＊「死因の種類」について
首吊りによる自殺は「6　窒息」ではなく「9　自殺」，同じく薬物中毒による自殺は「7　中毒」ではなく「9　自殺」となる．（ただし，不慮の事故か自殺か他殺かは診療で明らかになるものではなく，警察などの捜査に基づくものであるため，備考欄に情報元を記載する（例：○○警察署により検視が行われた．など）．確信が持てない場合は「11　その他及び不詳の外因死」にしておくのが

無難．）

*疾病と外因がともに死亡に影響している場合は，最も死亡に近い原因から医学的因果関係のある限りさかのぼって疾病か外因かで判断する．

　例：（ア）溺死　（イ）てんかん発作　→「病死」として取り扱う

*医師の氏名欄に医業を行ううえで旧姓または通称を使用している場合は，氏名の欄にそれらを記載しても差し支えない．

*死亡診断書の作成が臨床研修の到達目標に含まれているため，医師の氏名欄に初期研修医を記載しても問題ない（ただし，記載内容は上級医に確認すること）．

（参考：厚生労働省『平成29年度版　死亡診断書（死体検案書）記入マニュアル』）

索　引

和　文

あ

悪性腫瘍　102
悪性症候群　241
アシドーシス　27, 28
アセトアミノフェン中毒　234
アナフィラキシー　150
アニオンギャップ　27
アルカローシス　27, 28
アルコール性胃炎　85
アルコール離脱症候群　66

い

胃癌　85
意識障害　125, 141
維持輸液　255
異状死体　266
異所性妊娠　260
一過性脳虚血発作　120
異物誤飲　237
胃麻痺　85
イレウス　85, 88
インスリン製剤　191
咽頭痛　69

う

右心不全　91
うっ血性心不全　77

え

壊死性筋膜炎　94, 170
エンピリック治療　169

お

横紋筋融解症　244

か

外傷性腎損傷　100
開放性気胸　202
下肢筋低下　102
過敏性腸症候群　88
カフェイン　235
肝硬変　91
眼振　74
関節穿刺液　103
顔面外傷　196
顔面神経麻痺　97

き

気管支喘息　77, 152, 254
気胸　77
キサントクロミー　71
気道狭窄　77
虐待　246, 249
逆流性食道炎　78
急性冠症候群　131
急性呼吸不全　147
急性心筋梗塞　81, 132
急性腎障害　177
急性心不全　137, 140

急性腎不全　177
急性虫垂炎　85, 249
急性副鼻腔炎　78
胸郭出口症候群　99
胸痛　76
胸部外傷　201
虚血性胸痛　40
拒食症　85
ギランバレー症候群　98
緊張型頭痛　71
緊張性気胸　77, 147, 202

く

クモ膜下出血　23, 71, 122
クループ　254

け

頸椎症　99
経皮ペーシング　44
頸部外傷　198
けいれん　129
結核　78
血胸　203
月経周期　263
血尿　100
下痢　87

こ

高 K 血症　23, 180, 243
高 Ca 血症　185
高血圧緊急症　145
甲状腺クリーゼ　241
高浸透圧性高血糖昏睡　188
高体温　240
高 Na 血症　185
高尿酸血症　243
高齢者虐待　266
呼吸困難　77
骨盤外傷　209
骨盤内出血　89

骨盤内腫瘍　91
骨盤腹膜炎　261
古典的不明熱　67
コンパートメント症候群　211, 214

さ

災害医療　58
細菌性髄膜炎　168, 249, 251
鎖骨骨折　214, 217
左心不全　78

し

シアン中毒　234
ジギタリス中毒　25
糸球体腎炎　100
死後画像診断　272
自殺念慮　257
死体検案書　270
失神　62
児童虐待　266
紫斑　94
しびれ　98
死亡診断書　270
脂肪塞栓症　220
舟状骨骨折　218
手根管症候群　99
消化管出血　83, 173
消化性潰瘍　85
上気道炎　78
踵骨骨折　220
小水疱　94
上腸間膜動脈閉塞症　80
小児救急　249
静脈不全　91
上腕骨顆上骨折　218
上腕骨近位端骨折　214
初期輸液　227, 255
食中毒　266
食道静脈瘤破裂　85
職務感染事故　245
ショック　108, 157, 206

275

徐脈　43, 112
視力障害　75
深部静脈血栓症　91
腎盂腎炎　100
心外膜炎　26
腎癌　105
神経根症状　99
心原性増悪因子　138
腎梗塞　81
腎細胞癌　100
心内膜炎　94, 100
心房粗動　25

す

水腎　81
水痘　92
髄膜炎菌菌血症　94
頭蓋内圧亢進　116
頭痛　71

せ

正常圧水頭症　102
正常呼吸数（小児）　250
正常心拍数（小児）　250
精巣捻転　249, 253
咳　78
脊髄後索　102
脊髄損傷　105, 200
咳喘息　78
脊椎圧迫骨折　218
セロトニン症候群　241
喘息　78
前庭神経炎　74
せん妄　65
前立腺癌　105

そ

造影剤腎症　179
創傷処理・処置　221
鼠径ヘルニア嵌頓　249, 253

鼠径リンパ節腫大　91

た

体温異常　239
大腿骨頸部骨折　219
大腸癌　88
大動脈解離　76, 102, 141
多臓器不全　243
タバコ誤飲　234
多発性骨髄腫　98
多発性神経炎　98
多発性単神経炎　98
単眼視　75

ち

腟炎　104
中枢性めまい　73
中毒　98, 229
中毒性表皮壊死症　94
腸重積　249, 252
聴力障害　96

つ

椎間板ヘルニア　90, 99

て

低アルブミン血症　91
低 K 血症　23, 181, 243
低血糖　190
低体温　24, 239
低 Na 血症　184
低 Mg 血症　183
デブリードマン　94
電解質異常　180

と

橈骨遠位端骨折　218
糖尿病　98

糖尿病性ケトアシドーシス　81, 188
頭部外傷　193
突発性難聴　96
トリアージ　58

に

二次性頭痛　71
ニボー　89
日本中毒情報センター　236
尿失禁　105
尿道炎　104
尿毒症　85, 98
尿閉　104
尿路結石　100
妊娠高血圧症候群　261

ね

熱けいれん　243
熱失神　243
熱射病　242
熱傷　224
熱傷深度　225
熱性けいれん　254
熱中症　241
熱疲労　242
ネフローゼ　91
粘液水腫　91

の

脳血管障害　49, 51, 85, 114
脳梗塞　23, 115
脳出血　115, 117

は

肺炎　78, 158
敗血症　164
肺塞栓症　24, 77, 155, 157
排尿障害　104
パーキンソン症候群　102

破傷風　222
発熱　92
発熱性好中球減少症　168
馬尾症候群　90, 98
パラコート　235
針刺し事故　245
反応性関節炎　104

ひ

腓骨神経麻痺　102
鼻出血　95
非心原性増悪因子　138
ビタミンB_{12}欠乏　98
疲労性腰痛　90
百日咳　78
貧血　84
頻拍，不安定　45
　──，安定　46
頻脈　47

ふ

風疹　92
複視　75
腹痛　79
腹部外傷　206
腹部大動脈瘤　80, 81
浮腫　91
不適合輸血　113
不明熱　67
フレイルチェスト　201

へ

閉鎖孔ヘルニア　80
閉塞性動脈硬化症　102
ヘモグロブリン尿　101
片頭痛　71
便の回数　89

ほ

蜂窩織炎　91
膀胱炎　100, 104
膀胱癌　105
歩行障害　102
発疹　92

ま

末梢性めまい　73
麻疹　92
慢性副鼻腔炎　78
慢性閉塞性肺疾患　78
麻薬中毒　266

み

ミオグロビン尿　101

め

迷走神経刺激　47
メニエール病　74
めまい　73, 85, 173

や

薬剤熱　68

ゆ

有機リン　235
幽門狭窄　85
輸液製剤　29, 30
輸液セット　29

よ

腰痛　90

ら

ライム病　98
卵巣茎捻転　261
卵巣出血　260

り

良性頭位性めまい症　74
緑内障　71
淋菌菌血症　94

れ

レジオネラ肺炎　81

ろ

肋軟骨炎　76
肋骨骨折　76, 217

欧　文

A

ABC　125, 152, 173, 224
ABCD^2　120
ABLS　34
abdominal injury　206
abdominal pain　79
A（C）BCDE　52
ACLS　36
ACS　131
acute coronary syndromes　131
acute heart failure　137
acute kidney injury　177
acute respiratory failure　147
A-DROP　159
Adson test　99
A FICKLE　233
AIUEOTIPS　126, 257

Alvarado スコア　252
AMPLE　54
anaphylaxis　150
anion gap　230
aortic dissection　141
Artz の基準　227
A 群 β 溶連菌感染症　69

B

Bell 麻痺　97
bronchial asthma　152
Brugada 症候群　25, 64

C

CAT-MEAL　233
Clinical Scenario　139
CO 中毒　233
Colles 骨折　218
COPD　26, 78
CPR の質　37

D

Damage Control Surgery（DCS）　208
D-dimer　155
Debakey 分類　144
De Winter 症候群　134
diabetic ketoacidosis　188
diarrhea　87
DIC　243
Dix-Hallpike テスト　74
DKA　188
drug fever　68
DVT　91

E

edema　91
electrolyte disorders　180
epistaxis　95
Epley 法　74

F

facial injury　196
FAST　207
Febrile Neutropenia　168
FIXES　57

G

Garden 分類　220
gastrointestinal bleeding　173
Geckler 分類　159
Glasgow Coma Scale　128, 193

H

headache　71
head injury　193
hearing loss　95
HEART Score　42
HFNC（High Flow Nasal Cannula）　148, 153
HHS　188
HIV　98, 245
hyperosmolar hyperglysemic state　188
hyperthermia　239
hypoglycemia　190
hypothermia　239

I

injuries of extremities　211

J

Japan Coma Scale　127
JATEC　52

L

LEMONS　149
LRINEC スコア　170

279

M

Mallampati 分類　149
Mallory-Weiss 症候群　85
MATTERS　229
Morley test　99

N

nausea　85
neck injury　198
NIH Stroke Scale（NIHSS）　50
Nohria-Stevenson 分類　139
Non Operative Management（NOM）
　208
NPPV（Noninvasive Positive Pressure
　Ventilation）　148, 153
NYHA 分類　137

O

oncology emergency　187
"One Killer Tablet"　234
Osmolal gap　230
Ottawa Ankle Rules　215
Ottawa Knee Rules　216

P

paraneoplastic syndrome　98
paresthesias　98
PATBED　56
PBLS　35
PECARN　195
Pediatric Appendicitis Score（PAS）　252
Phalen sign　99
PID　261
pneumonia　158
POEMS 症候群　98
poisoning　229
pulmonary embolism　155
purpura　94

R

radicalopathy　99
Revised Geneva Score　156
RICE　211
RUSH　109

S

SAH　122
Satulation gap　230
SBAR　18
seizure　129
Sgarbossa's criteria　135
shock　108, 126
SLUDGE BAM　235
SOAP　12
SOFA スコア　165
Spurling test　99
Stanford 分類　144
STEMI　132, 135
Stevens-Johnson 症候群　94
stroke　49

T

TAF 3X　53
TCA 中毒　231
TEN　94
thoracic injury　201
TIA　120
TIMI Risk Score　41
Tinel sign　99
Torsades de pointes　25
toxic shock syndrome　94, 171
Toxidrome　230
Trauma Pan Scan　198
trauma to the pelvis　209
TSS　94

V

vesicle 94
visual loss 75
vomiting 85

W

Wallenberg 症候群 74
Waterhouse-Friderichsen 症候群 94
Wellen's 症候群 134

Wells Rule 156
Wernicke 脳症 66, 126
wet dressing 剤 223
Willis 動脈輪 124
WPW 症候群 25

数字

3C 12
6C's 228
9 の法則 226

ERの哲人―医学部では教えない救外の知恵

2006 年 8 月 25 日　　第 1 版第 1 刷
2015 年 12 月 25 日　　第 1 版第 9 刷ⓒ
2018 年 6 月 15 日　　第 2 版第 1 刷

編　　　者　岩田充永
発　行　人　三輪　敏
発　行　所　株式会社シービーアール
　　　　　　東京都文京区本郷 3-32-6　〒 113-0033
　　　　　　☎(03)5840-7561　(代) Fax(03)3816-5630
　　　　　　E-mail／sales-info@cbr-pub.com
　　　　　　ISBN 978-4-908083-35-8　C3047
　　　　　　定価は裏表紙に表示
装　　　幀　中野朋彦
印 刷 製 本　三報社印刷株式会社
　　　　　　ⓒ Mitsunaga Iwata 2018

本書の内容の無断複写・複製・転載は，著作権・出版権の侵害となることが
ありますのでご注意下さい.

JCOPY ＜(社)出版者著作権管理機構　委託出版物＞

本書の無断複写は著作権法上での例外を除き禁じられています.
複写される場合は，そのつど事前に，(社)出版者著作権管理機
構（電話 03-3513-6969，FAX 03-3513-6979，e-mail: info@jcopy.
or.jp）の許諾を得てください.